DATE

Début	Fin	Durée

LOCALISATION

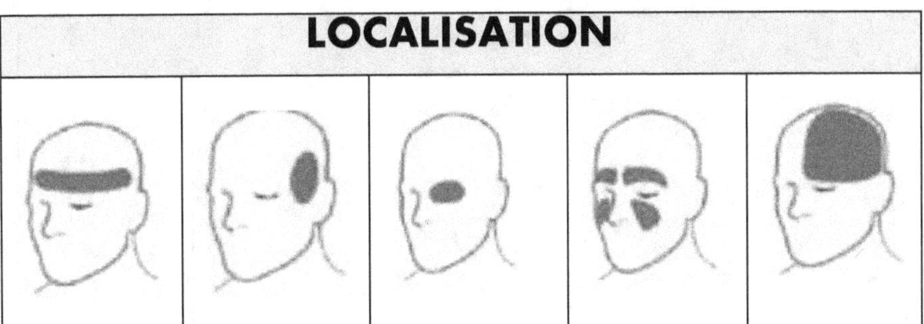

INTENSITE

1	2	3	4	5	6	7	8	9	10

CAUSES

Café	Insomnie	Odeur	Lecture
Alcool	Stress	Maladie	Allergie
Médicament	Lumière	Voyage	Bruit
Nourriture	Ecran PC/TV	Météo	Autre

MOYENS DE SOULAGEMENT

MEDICAMENT	
DORMIR	
FROID	
AUTRE	

DATE

Début	Fin	Durée

LOCALISATION

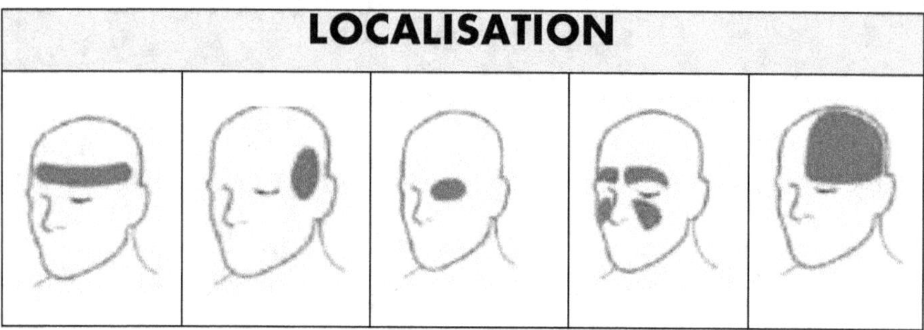

INTENSITE

1	2	3	4	5	6	7	8	9	10

CAUSES

Café	Insomnie	Odeur	Lecture
Alcool	Stress	Maladie	Allergie
Médicament	Lumière	Voyage	Bruit
Nourriture	Ecran PC/TV	Météo	Autre

MOYENS DE SOULAGEMENT

MEDICAMENT	
DORMIR	
FROID	
AUTRE	

DATE

Début	Fin	Durée

LOCALISATION

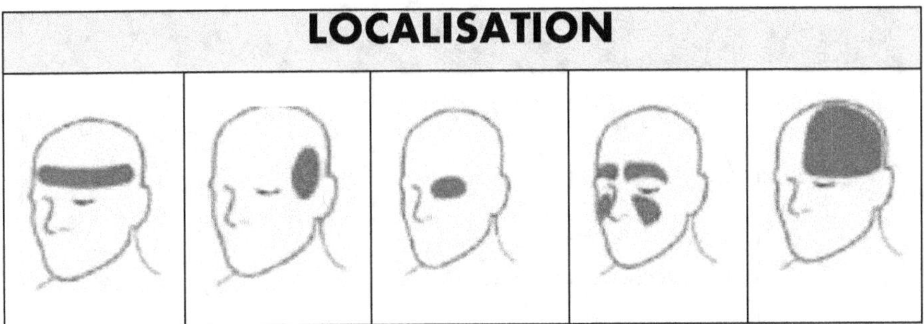

INTENSITE

1	2	3	4	5	6	7	8	9	10

CAUSES

Café	Insomnie	Odeur	Lecture
Alcool	Stress	Maladie	Allergie
Médicament	Lumière	Voyage	Bruit
Nourriture	Ecran PC/TV	Météo	Autre

MOYENS DE SOULAGEMENT

MEDICAMENT	
DORMIR	
FROID	
AUTRE	

DATE

Début	Fin	Durée

LOCALISATION

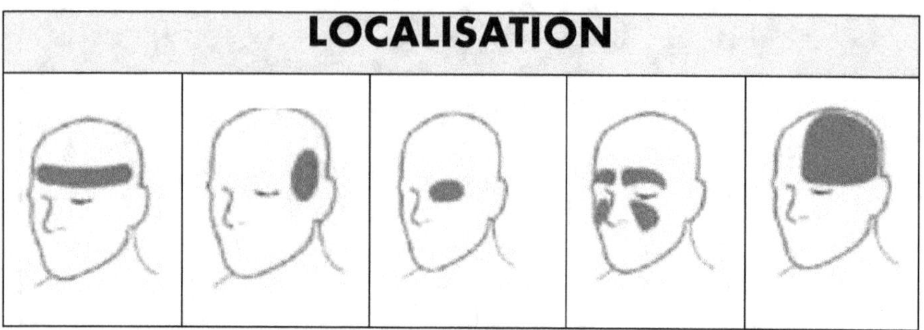

INTENSITE

1	2	3	4	5	6	7	8	9	10

CAUSES

Café	Insomnie	Odeur	Lecture
Alcool	Stress	Maladie	Allergie
Médicament	Lumière	Voyage	Bruit
Nourriture	Ecran PC/TV	Météo	Autre

MOYENS DE SOULAGEMENT

MEDICAMENT	
DORMIR	
FROID	
AUTRE	

DATE

Début	Fin	Durée

LOCALISATION

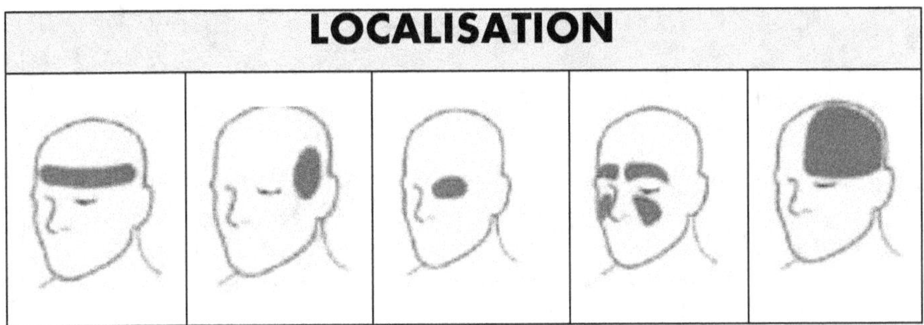

INTENSITE

1	2	3	4	5	6	7	8	9	10

CAUSES

Café	Insomnie	Odeur	Lecture
Alcool	Stress	Maladie	Allergie
Médicament	Lumière	Voyage	Bruit
Nourriture	Ecran PC/TV	Météo	Autre

MOYENS DE SOULAGEMENT

MEDICAMENT	
DORMIR	
FROID	
AUTRE	

DATE

Début	Fin	Durée

LOCALISATION

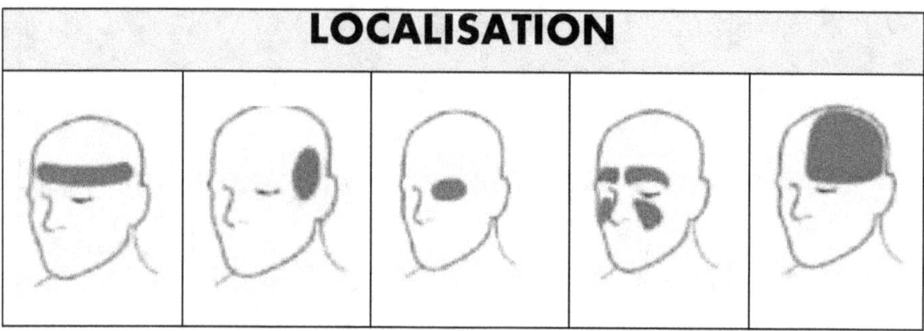

INTENSITE

1	2	3	4	5	6	7	8	9	10

CAUSES

Café	Insomnie	Odeur	Lecture
Alcool	Stress	Maladie	Allergie
Médicament	Lumière	Voyage	Bruit
Nourriture	Ecran PC/TV	Météo	Autre

MOYENS DE SOULAGEMENT

MEDICAMENT	
DORMIR	
FROID	
AUTRE	

DATE _______________

Début	Fin	Durée

LOCALISATION

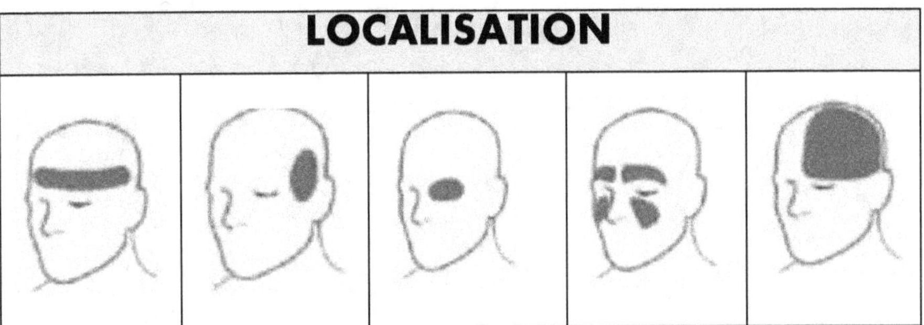

INTENSITE

1	2	3	4	5	6	7	8	9	10

CAUSES

Café	Insomnie	Odeur	Lecture
Alcool	Stress	Maladie	Allergie
Médicament	Lumière	Voyage	Bruit
Nourriture	Ecran PC/TV	Météo	Autre

MOYENS DE SOULAGEMENT

MEDICAMENT	
DORMIR	
FROID	
AUTRE	

DATE

Début	Fin	Durée

LOCALISATION

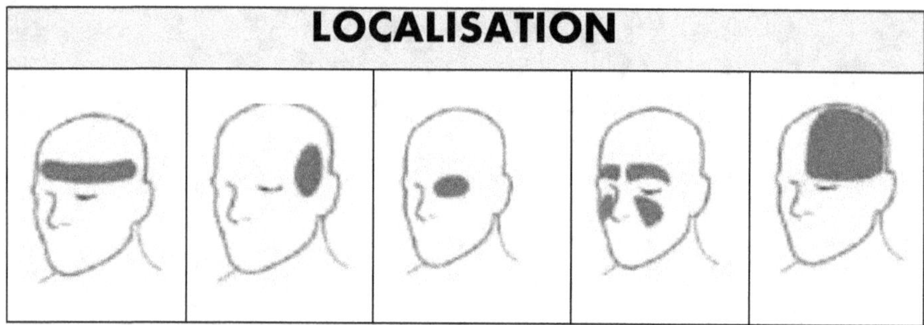

INTENSITE

1	2	3	4	5	6	7	8	9	10

CAUSES

Café	Insomnie	Odeur	Lecture
Alcool	Stress	Maladie	Allergie
Médicament	Lumière	Voyage	Bruit
Nourriture	Ecran PC/TV	Météo	Autre

MOYENS DE SOULAGEMENT

MEDICAMENT	
DORMIR	
FROID	
AUTRE	

DATE

Début	Fin	Durée

LOCALISATION

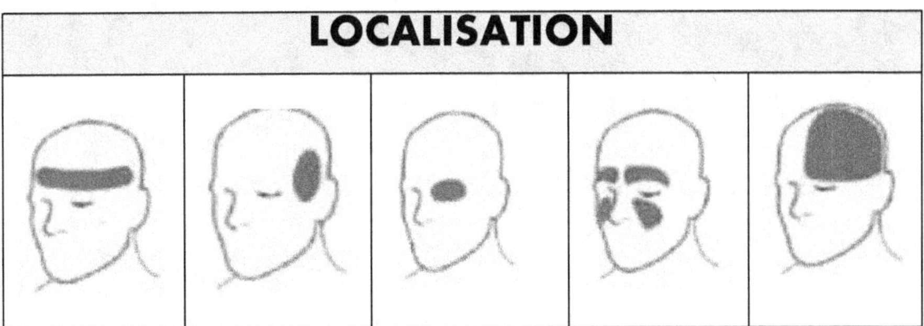

INTENSITE

1	2	3	4	5	6	7	8	9	10

CAUSES

Café	Insomnie	Odeur	Lecture
Alcool	Stress	Maladie	Allergie
Médicament	Lumière	Voyage	Bruit
Nourriture	Ecran PC/TV	Météo	Autre

MOYENS DE SOULAGEMENT

MEDICAMENT	
DORMIR	
FROID	
AUTRE	

DATE

Début	Fin	Durée

LOCALISATION

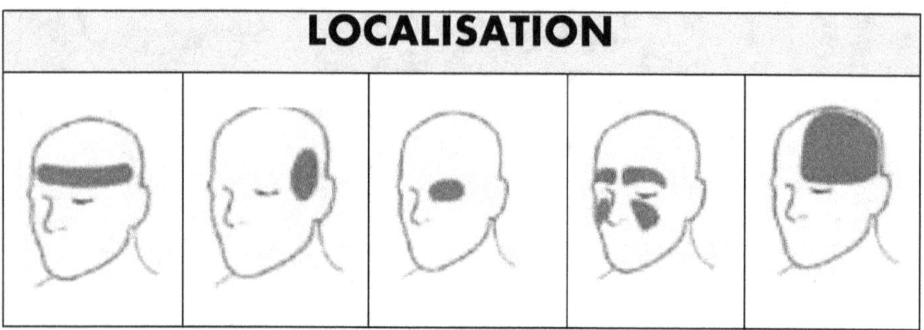

INTENSITE

1	2	3	4	5	6	7	8	9	10

CAUSES

Café	Insomnie	Odeur	Lecture
Alcool	Stress	Maladie	Allergie
Médicament	Lumière	Voyage	Bruit
Nourriture	Ecran PC/TV	Météo	Autre

MOYENS DE SOULAGEMENT

MEDICAMENT	
DORMIR	
FROID	
AUTRE	

DATE

Début	Fin	Durée

LOCALISATION

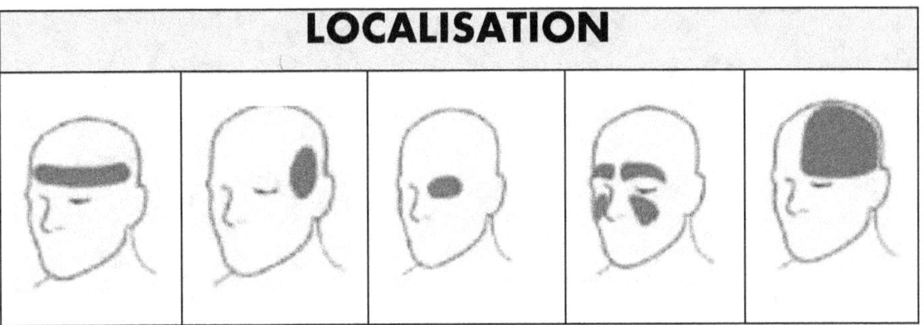

INTENSITE

1	2	3	4	5	6	7	8	9	10

CAUSES

Café	Insomnie	Odeur	Lecture
Alcool	Stress	Maladie	Allergie
Médicament	Lumière	Voyage	Bruit
Nourriture	Ecran PC/TV	Météo	Autre

MOYENS DE SOULAGEMENT

MEDICAMENT	
DORMIR	
FROID	
AUTRE	

DATE _______________

Début	Fin	Durée

LOCALISATION

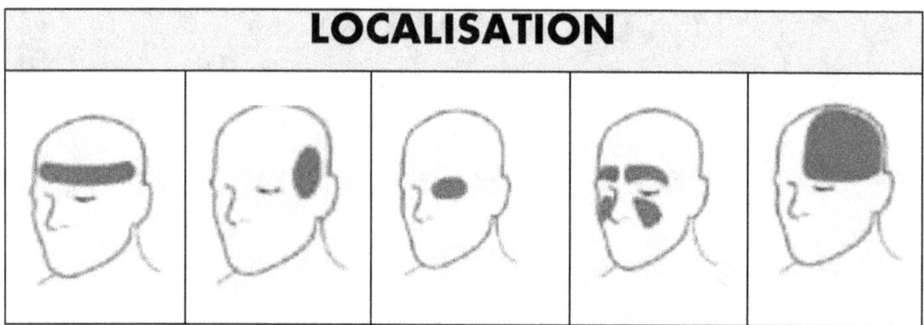

INTENSITE

1	2	3	4	5	6	7	8	9	10

CAUSES

Café	Insomnie	Odeur	Lecture
Alcool	Stress	Maladie	Allergie
Médicament	Lumière	Voyage	Bruit
Nourriture	Ecran PC/TV	Météo	Autre

MOYENS DE SOULAGEMENT

MEDICAMENT	
DORMIR	
FROID	
AUTRE	

DATE

Début	Fin	Durée

LOCALISATION

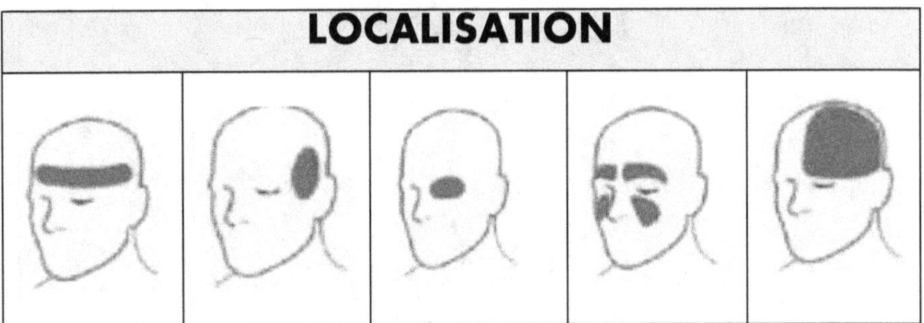

INTENSITE

1	2	3	4	5	6	7	8	9	10

CAUSES

Café	Insomnie	Odeur	Lecture
Alcool	Stress	Maladie	Allergie
Médicament	Lumière	Voyage	Bruit
Nourriture	Ecran PC/TV	Météo	Autre

MOYENS DE SOULAGEMENT

MEDICAMENT	
DORMIR	
FROID	
AUTRE	

DATE

Début	Fin	Durée

LOCALISATION

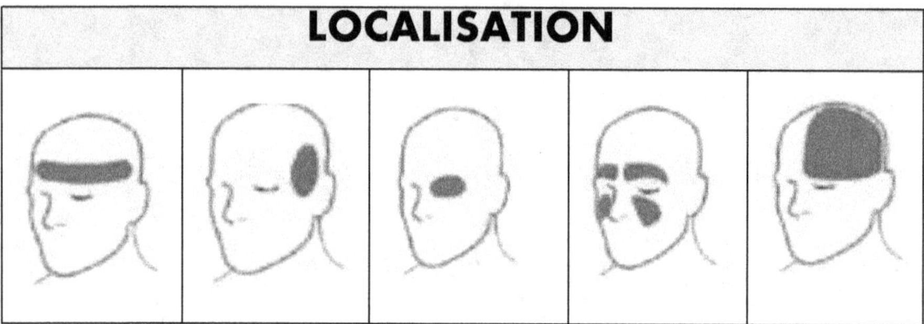

INTENSITE

1	2	3	4	5	6	7	8	9	10

CAUSES

Café	Insomnie	Odeur	Lecture
Alcool	Stress	Maladie	Allergie
Médicament	Lumière	Voyage	Bruit
Nourriture	Ecran PC/TV	Météo	Autre

MOYENS DE SOULAGEMENT

MEDICAMENT	
DORMIR	
FROID	
AUTRE	

DATE

Début	Fin	Durée

LOCALISATION

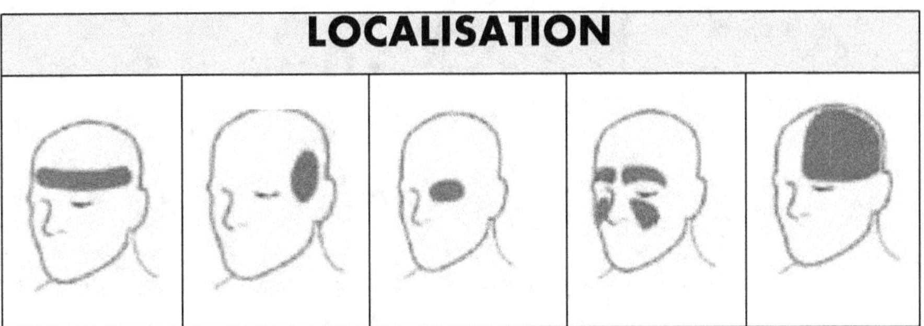

INTENSITE

1	2	3	4	5	6	7	8	9	10

CAUSES

Café	Insomnie	Odeur	Lecture
Alcool	Stress	Maladie	Allergie
Médicament	Lumière	Voyage	Bruit
Nourriture	Ecran PC/TV	Météo	Autre

MOYENS DE SOULAGEMENT

MEDICAMENT	
DORMIR	
FROID	
AUTRE	

DATE

Début	Fin	Durée

LOCALISATION

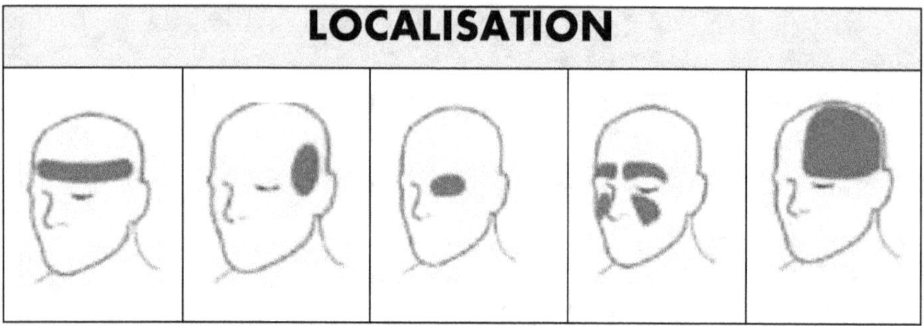

INTENSITE

1	2	3	4	5	6	7	8	9	10

CAUSES

Café	Insomnie	Odeur	Lecture
Alcool	Stress	Maladie	Allergie
Médicament	Lumière	Voyage	Bruit
Nourriture	Ecran PC/TV	Météo	Autre

MOYENS DE SOULAGEMENT

MEDICAMENT	
DORMIR	
FROID	
AUTRE	

DATE

Début	Fin	Durée

LOCALISATION

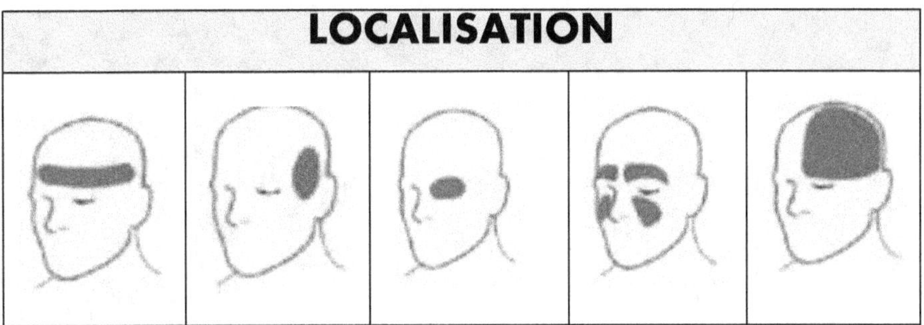

INTENSITE

1	2	3	4	5	6	7	8	9	10

CAUSES

Café	Insomnie	Odeur	Lecture
Alcool	Stress	Maladie	Allergie
Médicament	Lumière	Voyage	Bruit
Nourriture	Ecran PC/TV	Météo	Autre

MOYENS DE SOULAGEMENT

MEDICAMENT	
DORMIR	
FROID	
AUTRE	

DATE

Début	Fin	Durée

LOCALISATION

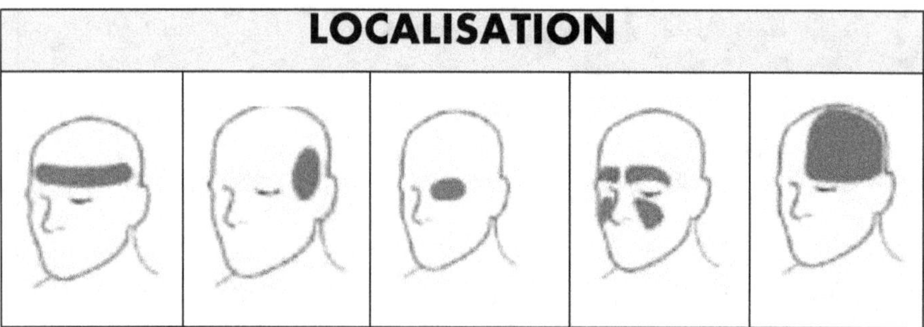

INTENSITE

1	2	3	4	5	6	7	8	9	10

CAUSES

Café	Insomnie	Odeur	Lecture
Alcool	Stress	Maladie	Allergie
Médicament	Lumière	Voyage	Bruit
Nourriture	Ecran PC/TV	Météo	Autre

MOYENS DE SOULAGEMENT

MEDICAMENT	
DORMIR	
FROID	
AUTRE	

DATE

Début	Fin	Durée

LOCALISATION

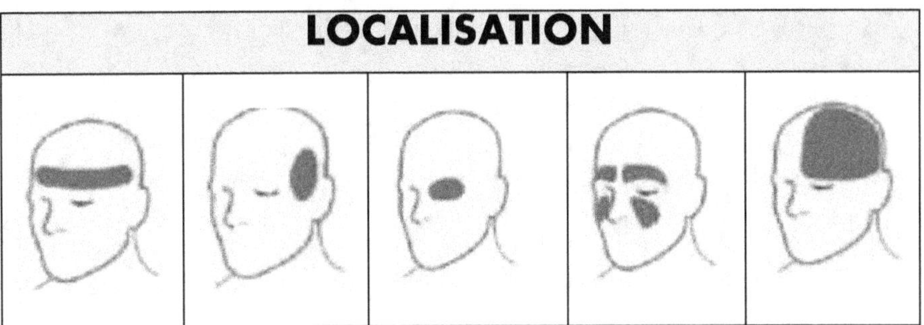

INTENSITE

1	2	3	4	5	6	7	8	9	10

CAUSES

Café	Insomnie	Odeur	Lecture
Alcool	Stress	Maladie	Allergie
Médicament	Lumière	Voyage	Bruit
Nourriture	Ecran PC/TV	Météo	Autre

MOYENS DE SOULAGEMENT

MEDICAMENT	
DORMIR	
FROID	
AUTRE	

DATE

Début	Fin	Durée

LOCALISATION

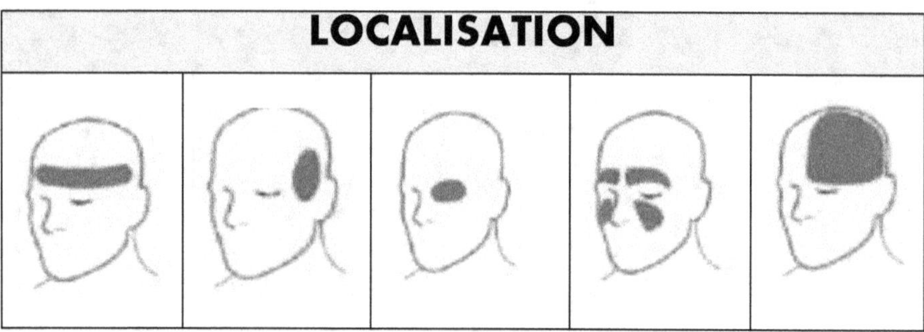

INTENSITE

1	2	3	4	5	6	7	8	9	10

CAUSES

Café	Insomnie	Odeur	Lecture
Alcool	Stress	Maladie	Allergie
Médicament	Lumière	Voyage	Bruit
Nourriture	Ecran PC/TV	Météo	Autre

MOYENS DE SOULAGEMENT

MEDICAMENT	
DORMIR	
FROID	
AUTRE	

DATE

Début	Fin	Durée

LOCALISATION

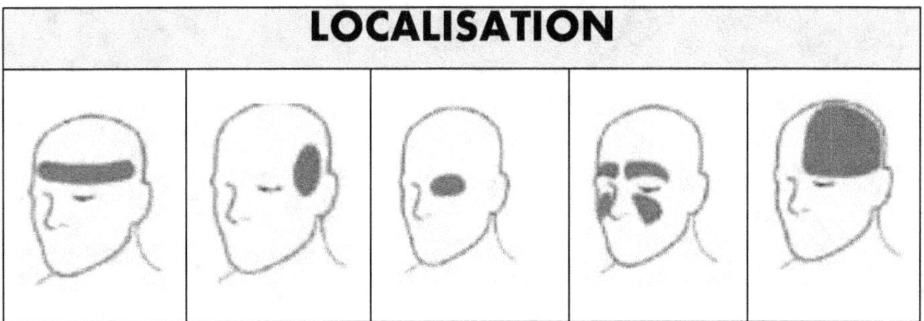

INTENSITE

1	2	3	4	5	6	7	8	9	10

CAUSES

Café	Insomnie	Odeur	Lecture
Alcool	Stress	Maladie	Allergie
Médicament	Lumière	Voyage	Bruit
Nourriture	Ecran PC/TV	Météo	Autre

MOYENS DE SOULAGEMENT

MEDICAMENT	
DORMIR	
FROID	
AUTRE	

DATE ________________

Début	Fin	Durée

LOCALISATION

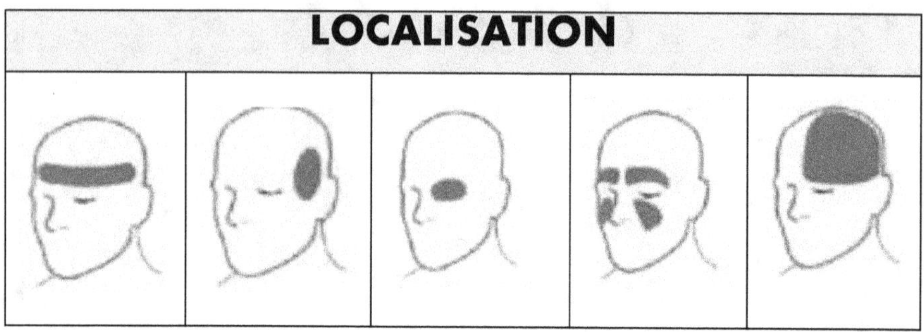

INTENSITE

1	2	3	4	5	6	7	8	9	10

CAUSES

Café	Insomnie	Odeur	Lecture
Alcool	Stress	Maladie	Allergie
Médicament	Lumière	Voyage	Bruit
Nourriture	Ecran PC/TV	Météo	Autre

MOYENS DE SOULAGEMENT

MEDICAMENT	
DORMIR	
FROID	
AUTRE	

DATE

Début	Fin	Durée

LOCALISATION

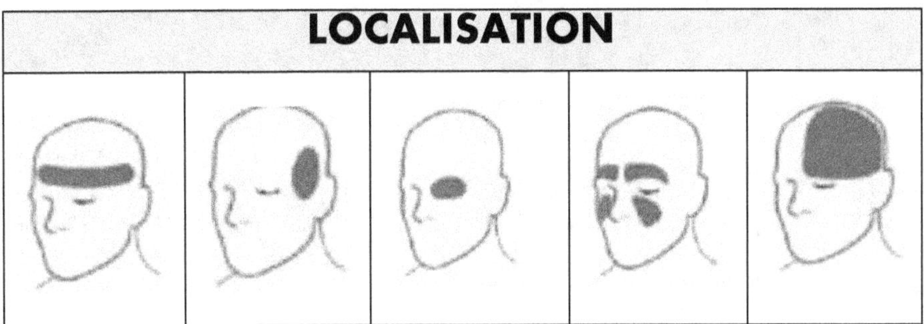

INTENSITE

1	2	3	4	5	6	7	8	9	10

CAUSES

Café	Insomnie	Odeur	Lecture
Alcool	Stress	Maladie	Allergie
Médicament	Lumière	Voyage	Bruit
Nourriture	Ecran PC/TV	Météo	Autre

MOYENS DE SOULAGEMENT

MEDICAMENT	
DORMIR	
FROID	
AUTRE	

DATE

Début	Fin	Durée

LOCALISATION

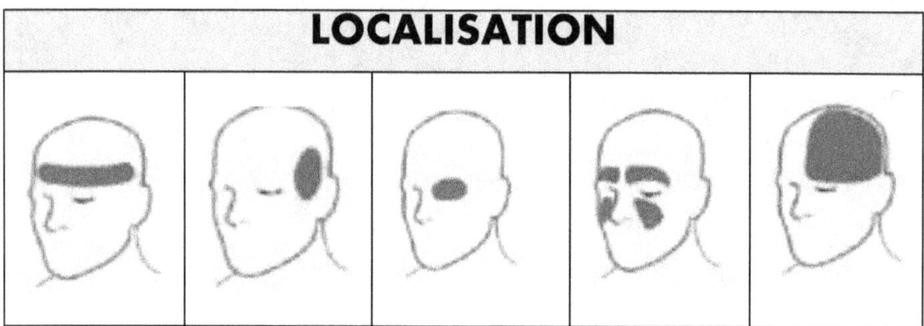

INTENSITE

1	2	3	4	5	6	7	8	9	10

CAUSES

Café	Insomnie	Odeur	Lecture
Alcool	Stress	Maladie	Allergie
Médicament	Lumière	Voyage	Bruit
Nourriture	Ecran PC/TV	Météo	Autre

MOYENS DE SOULAGEMENT

MEDICAMENT	
DORMIR	
FROID	
AUTRE	

DATE

____

Début	Fin	Durée

LOCALISATION

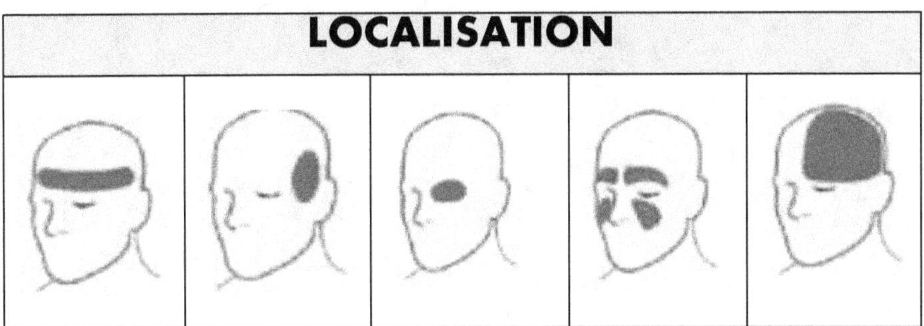

INTENSITE

1	2	3	4	5	6	7	8	9	10

CAUSES

Café	Insomnie	Odeur	Lecture
Alcool	Stress	Maladie	Allergie
Médicament	Lumière	Voyage	Bruit
Nourriture	Ecran PC/TV	Météo	Autre

MOYENS DE SOULAGEMENT

MEDICAMENT	
DORMIR	
FROID	
AUTRE	

DATE

Début	Fin	Durée

LOCALISATION

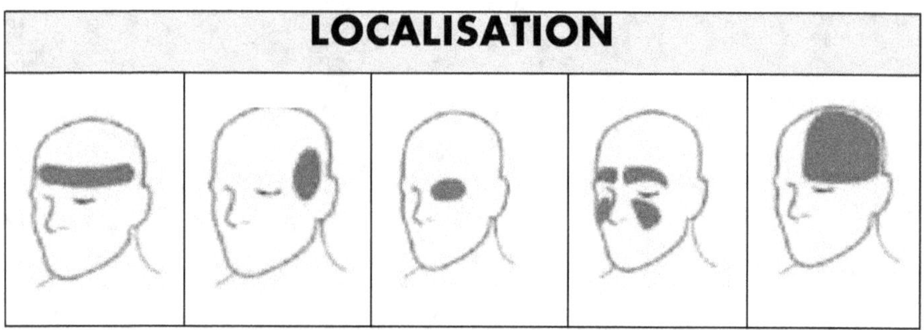

INTENSITE

1	2	3	4	5	6	7	8	9	10

CAUSES

Café	Insomnie	Odeur	Lecture
Alcool	Stress	Maladie	Allergie
Médicament	Lumière	Voyage	Bruit
Nourriture	Ecran PC/TV	Météo	Autre

MOYENS DE SOULAGEMENT

MEDICAMENT	
DORMIR	
FROID	
AUTRE	

DATE

Début	Fin	Durée

LOCALISATION

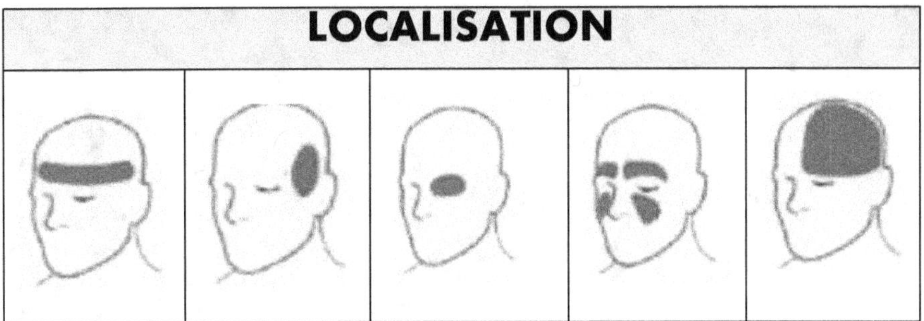

INTENSITE

1	2	3	4	5	6	7	8	9	10

CAUSES

Café	Insomnie	Odeur	Lecture
Alcool	Stress	Maladie	Allergie
Médicament	Lumière	Voyage	Bruit
Nourriture	Ecran PC/TV	Météo	Autre

MOYENS DE SOULAGEMENT

MEDICAMENT	
DORMIR	
FROID	
AUTRE	

DATE

Début	Fin	Durée

LOCALISATION

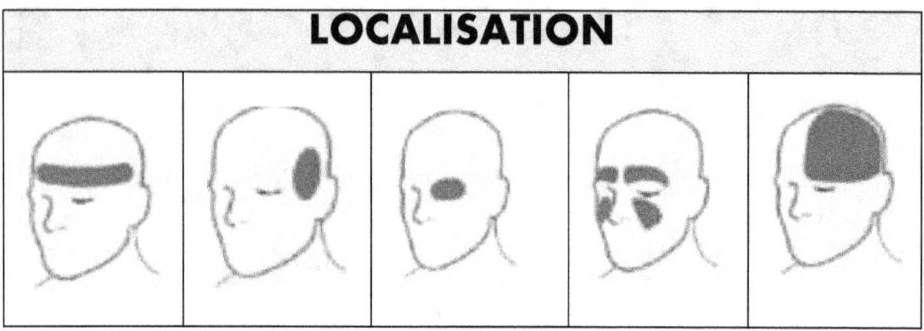

INTENSITE

1	2	3	4	5	6	7	8	9	10

CAUSES

Café	Insomnie	Odeur	Lecture
Alcool	Stress	Maladie	Allergie
Médicament	Lumière	Voyage	Bruit
Nourriture	Ecran PC/TV	Météo	Autre

MOYENS DE SOULAGEMENT

MEDICAMENT	
DORMIR	
FROID	
AUTRE	

DATE _______________

Début	Fin	Durée

LOCALISATION

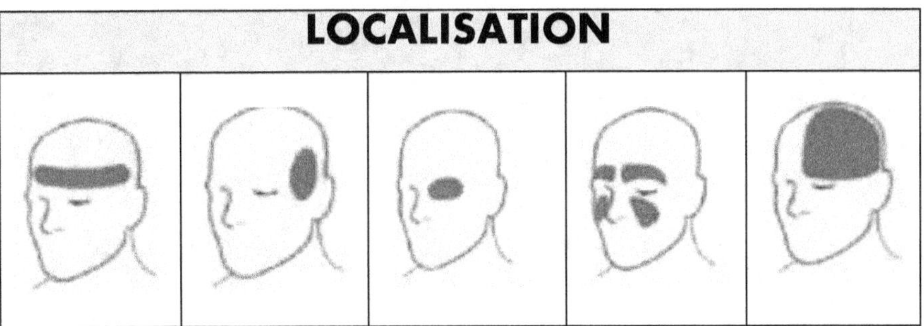

INTENSITE

1	2	3	4	5	6	7	8	9	10

CAUSES

Café	Insomnie	Odeur	Lecture
Alcool	Stress	Maladie	Allergie
Médicament	Lumière	Voyage	Bruit
Nourriture	Ecran PC/TV	Météo	Autre

MOYENS DE SOULAGEMENT

MEDICAMENT	
DORMIR	
FROID	
AUTRE	

DATE

Début	Fin	Durée

LOCALISATION

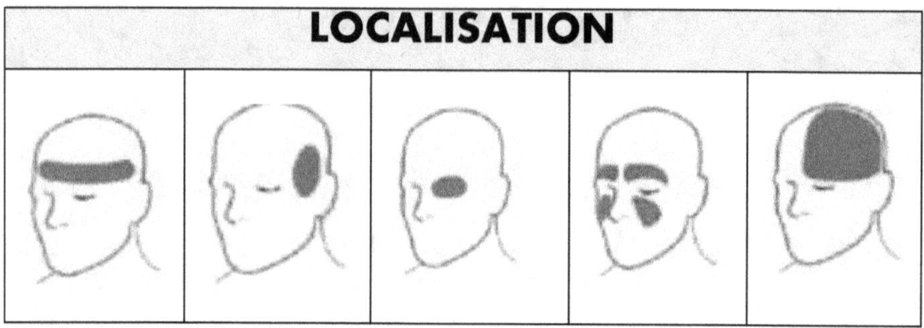

INTENSITE

1	2	3	4	5	6	7	8	9	10

CAUSES

Café	Insomnie	Odeur	Lecture
Alcool	Stress	Maladie	Allergie
Médicament	Lumière	Voyage	Bruit
Nourriture	Ecran PC/TV	Météo	Autre

MOYENS DE SOULAGEMENT

MEDICAMENT	
DORMIR	
FROID	
AUTRE	

DATE

Début	Fin	Durée

LOCALISATION

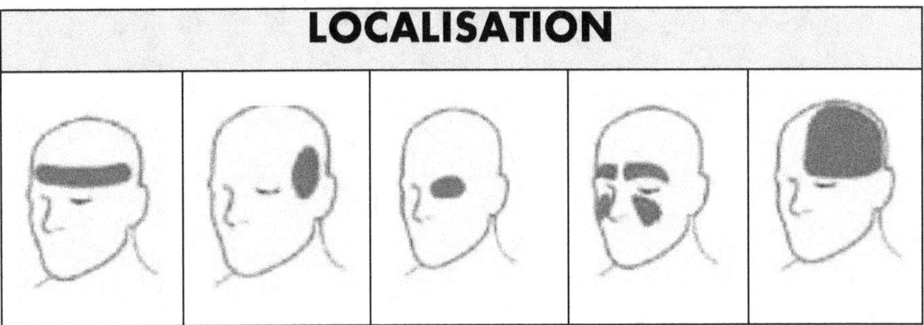

INTENSITE

1	2	3	4	5	6	7	8	9	10

CAUSES

Café	Insomnie	Odeur	Lecture
Alcool	Stress	Maladie	Allergie
Médicament	Lumière	Voyage	Bruit
Nourriture	Ecran PC/TV	Météo	Autre

MOYENS DE SOULAGEMENT

MEDICAMENT	
DORMIR	
FROID	
AUTRE	

DATE

Début	Fin	Durée

LOCALISATION

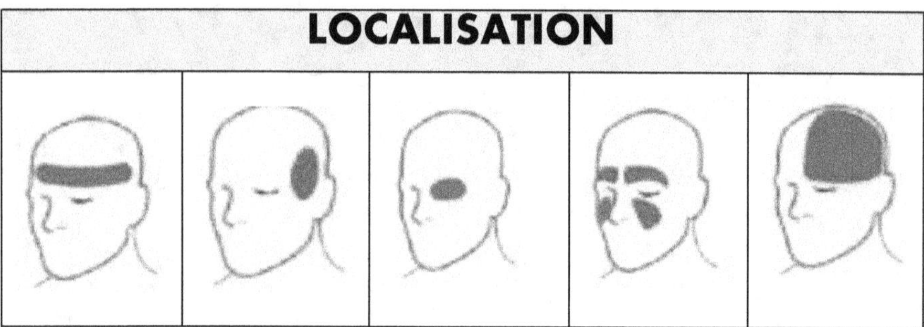

INTENSITE

1	2	3	4	5	6	7	8	9	10

CAUSES

Café	Insomnie	Odeur	Lecture
Alcool	Stress	Maladie	Allergie
Médicament	Lumière	Voyage	Bruit
Nourriture	Ecran PC/TV	Météo	Autre

MOYENS DE SOULAGEMENT

MEDICAMENT	
DORMIR	
FROID	
AUTRE	

DATE

Début	Fin	Durée

LOCALISATION

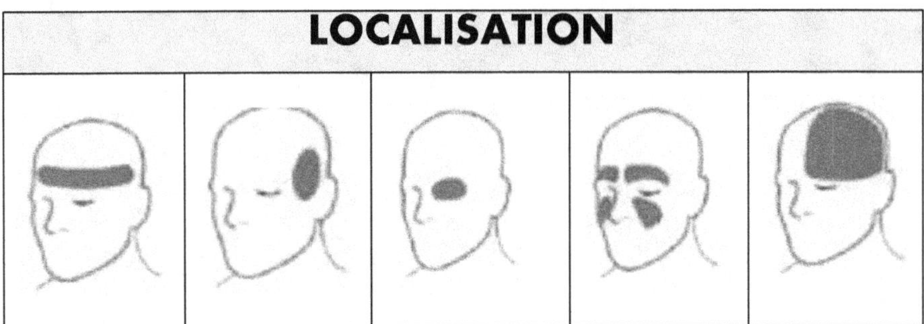

INTENSITE

1	2	3	4	5	6	7	8	9	10

CAUSES

Café	Insomnie	Odeur	Lecture
Alcool	Stress	Maladie	Allergie
Médicament	Lumière	Voyage	Bruit
Nourriture	Ecran PC/TV	Météo	Autre

MOYENS DE SOULAGEMENT

MEDICAMENT	
DORMIR	
FROID	
AUTRE	

DATE

Début	Fin	Durée

LOCALISATION

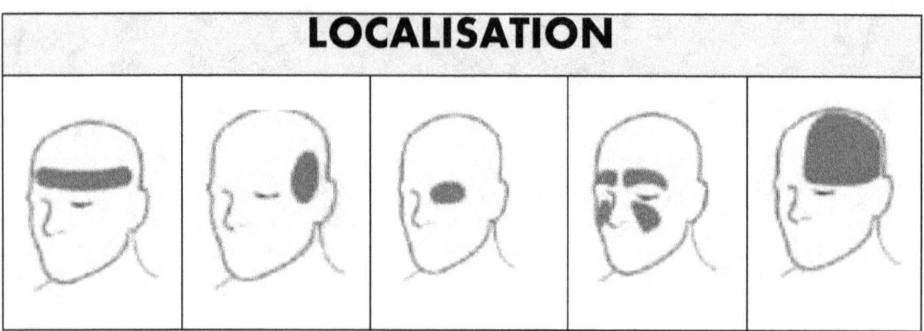

INTENSITE

1	2	3	4	5	6	7	8	9	10

CAUSES

Café	Insomnie	Odeur	Lecture
Alcool	Stress	Maladie	Allergie
Médicament	Lumière	Voyage	Bruit
Nourriture	Ecran PC/TV	Météo	Autre

MOYENS DE SOULAGEMENT

MEDICAMENT	
DORMIR	
FROID	
AUTRE	

DATE

Début	Fin	Durée

LOCALISATION

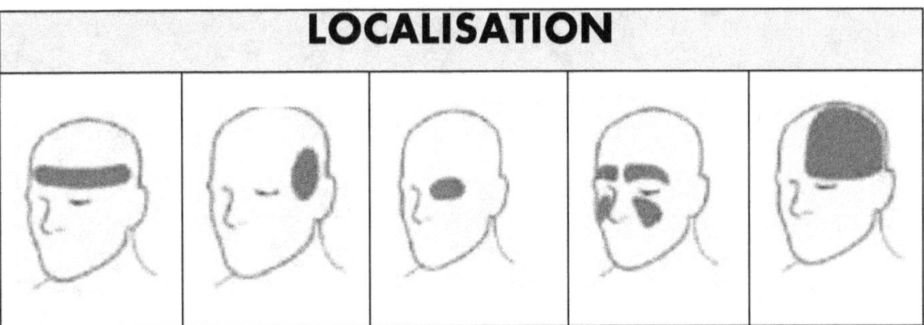

INTENSITE

1	2	3	4	5	6	7	8	9	10

CAUSES

Café	Insomnie	Odeur	Lecture
Alcool	Stress	Maladie	Allergie
Médicament	Lumière	Voyage	Bruit
Nourriture	Ecran PC/TV	Météo	Autre

MOYENS DE SOULAGEMENT

MEDICAMENT	
DORMIR	
FROID	
AUTRE	

DATE

Début	Fin	Durée

LOCALISATION

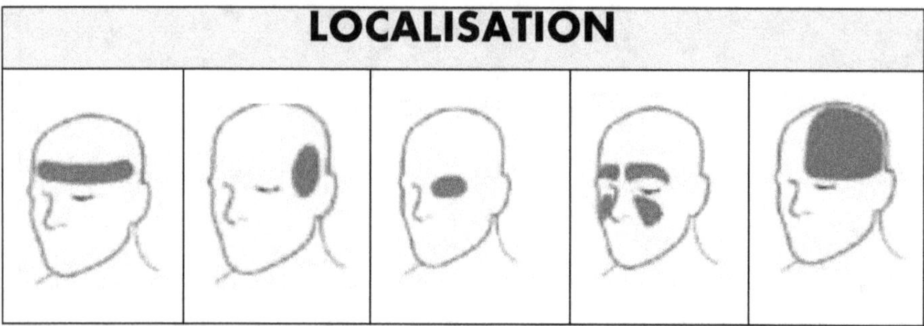

INTENSITE

1	2	3	4	5	6	7	8	9	10

CAUSES

Café	Insomnie	Odeur	Lecture
Alcool	Stress	Maladie	Allergie
Médicament	Lumière	Voyage	Bruit
Nourriture	Ecran PC/TV	Météo	Autre

MOYENS DE SOULAGEMENT

MEDICAMENT	
DORMIR	
FROID	
AUTRE	

DATE

Début	Fin	Durée

LOCALISATION

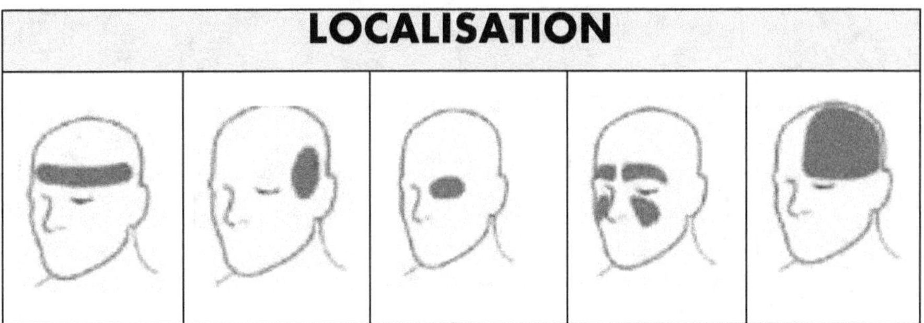

INTENSITE

1	2	3	4	5	6	7	8	9	10

CAUSES

Café	Insomnie	Odeur	Lecture
Alcool	Stress	Maladie	Allergie
Médicament	Lumière	Voyage	Bruit
Nourriture	Ecran PC/TV	Météo	Autre

MOYENS DE SOULAGEMENT

MEDICAMENT	
DORMIR	
FROID	
AUTRE	

DATE

Début	Fin	Durée

LOCALISATION

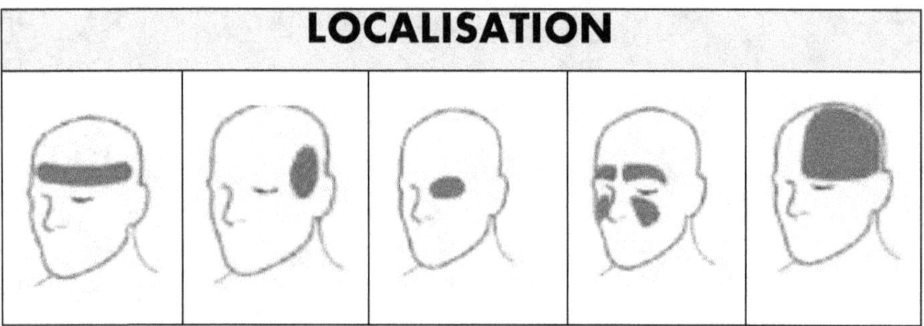

INTENSITE

1	2	3	4	5	6	7	8	9	10

CAUSES

Café	Insomnie	Odeur	Lecture
Alcool	Stress	Maladie	Allergie
Médicament	Lumière	Voyage	Bruit
Nourriture	Ecran PC/TV	Météo	Autre

MOYENS DE SOULAGEMENT

MEDICAMENT	
DORMIR	
FROID	
AUTRE	

Début	Fin	Durée

LOCALISATION

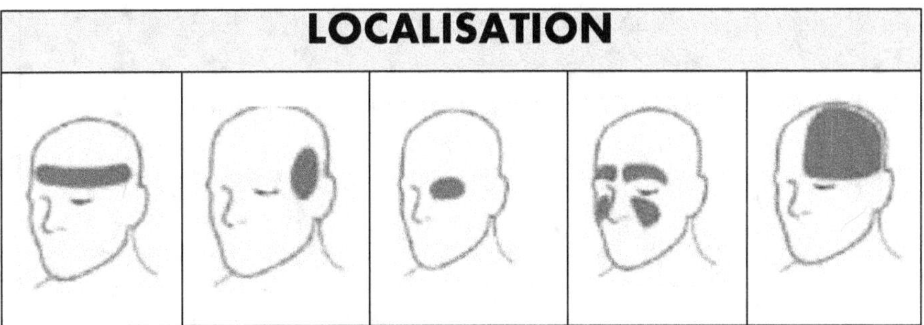

INTENSITE

1	2	3	4	5	6	7	8	9	10

CAUSES

Café	Insomnie	Odeur	Lecture
Alcool	Stress	Maladie	Allergie
Médicament	Lumière	Voyage	Bruit
Nourriture	Ecran PC/TV	Météo	Autre

MOYENS DE SOULAGEMENT

MEDICAMENT	
DORMIR	
FROID	
AUTRE	

DATE

Début	Fin	Durée

LOCALISATION

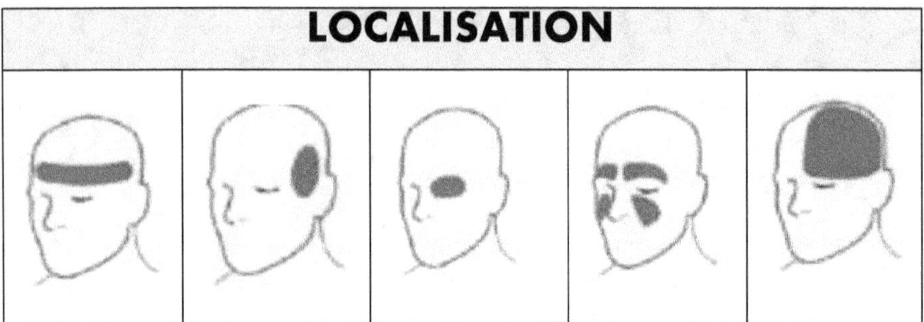

INTENSITE

1	2	3	4	5	6	7	8	9	10

CAUSES

Café	Insomnie	Odeur	Lecture
Alcool	Stress	Maladie	Allergie
Médicament	Lumière	Voyage	Bruit
Nourriture	Ecran PC/TV	Météo	Autre

MOYENS DE SOULAGEMENT

MEDICAMENT	
DORMIR	
FROID	
AUTRE	

DATE

Début	Fin	Durée

LOCALISATION

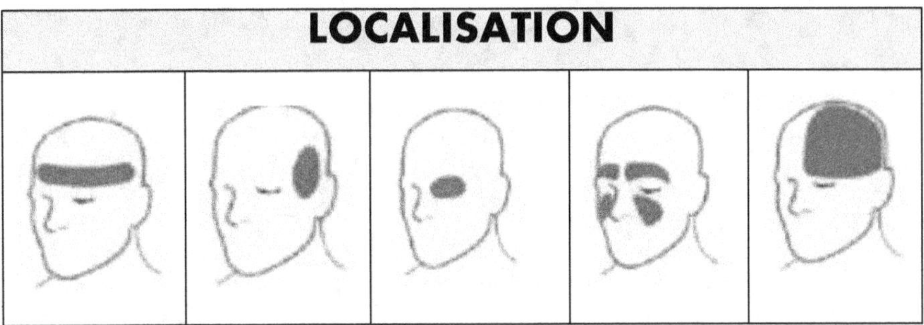

INTENSITE

1	2	3	4	5	6	7	8	9	10

CAUSES

Café	Insomnie	Odeur	Lecture
Alcool	Stress	Maladie	Allergie
Médicament	Lumière	Voyage	Bruit
Nourriture	Ecran PC/TV	Météo	Autre

MOYENS DE SOULAGEMENT

MEDICAMENT	
DORMIR	
FROID	
AUTRE	

DATE

Début	Fin	Durée

LOCALISATION

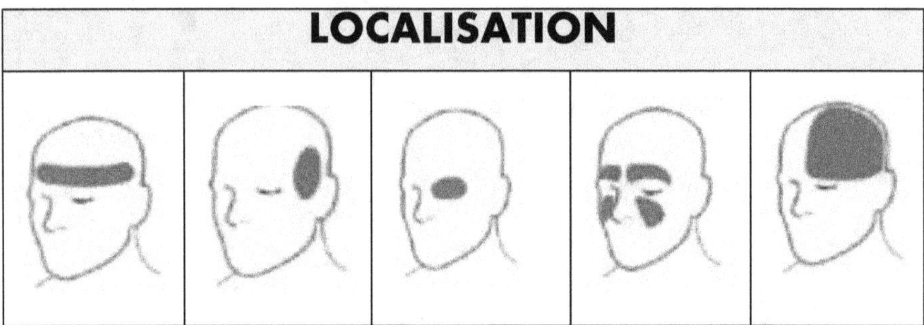

INTENSITE

1	2	3	4	5	6	7	8	9	10

CAUSES

Café	Insomnie	Odeur	Lecture
Alcool	Stress	Maladie	Allergie
Médicament	Lumière	Voyage	Bruit
Nourriture	Ecran PC/TV	Météo	Autre

MOYENS DE SOULAGEMENT

MEDICAMENT	
DORMIR	
FROID	
AUTRE	

DATE

Début	Fin	Durée

LOCALISATION

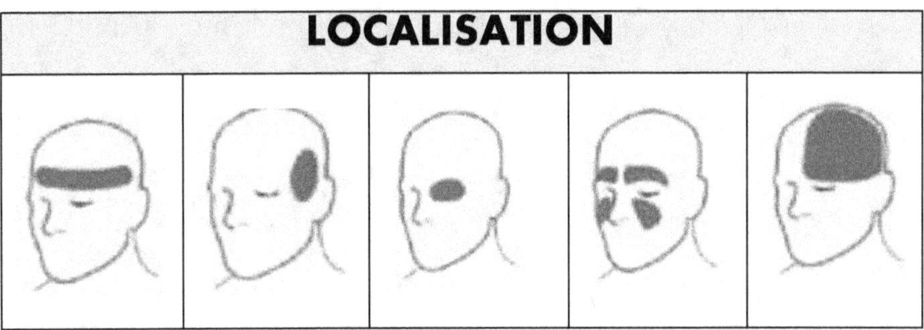

INTENSITE

1	2	3	4	5	6	7	8	9	10

CAUSES

Café	Insomnie	Odeur	Lecture
Alcool	Stress	Maladie	Allergie
Médicament	Lumière	Voyage	Bruit
Nourriture	Ecran PC/TV	Météo	Autre

MOYENS DE SOULAGEMENT

MEDICAMENT	
DORMIR	
FROID	
AUTRE	

DATE

Début	Fin	Durée

LOCALISATION

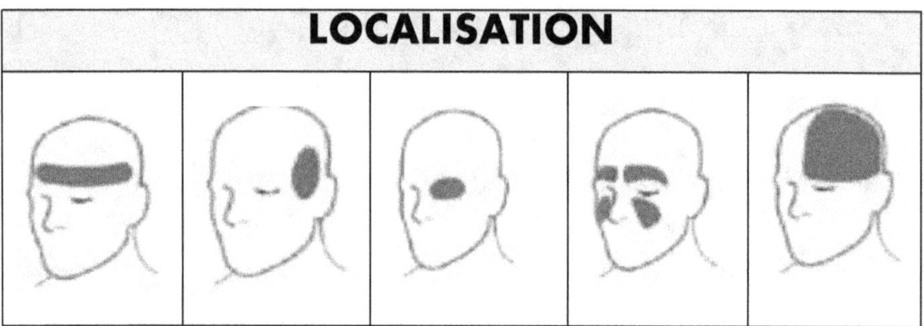

INTENSITE

1	2	3	4	5	6	7	8	9	10

CAUSES

Café	Insomnie	Odeur	Lecture
Alcool	Stress	Maladie	Allergie
Médicament	Lumière	Voyage	Bruit
Nourriture	Ecran PC/TV	Météo	Autre

MOYENS DE SOULAGEMENT

MEDICAMENT	
DORMIR	
FROID	
AUTRE	

DATE

Début	Fin	Durée

LOCALISATION

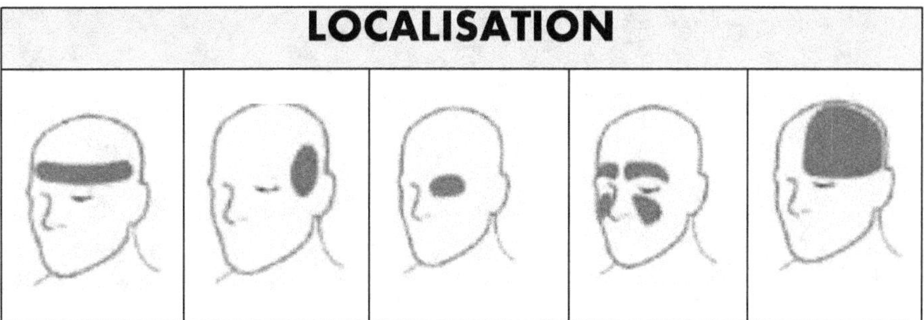

INTENSITE

1	2	3	4	5	6	7	8	9	10

CAUSES

Café	Insomnie	Odeur	Lecture
Alcool	Stress	Maladie	Allergie
Médicament	Lumière	Voyage	Bruit
Nourriture	Ecran PC/TV	Météo	Autre

MOYENS DE SOULAGEMENT

MEDICAMENT	
DORMIR	
FROID	
AUTRE	

DATE

Début	Fin	Durée

LOCALISATION

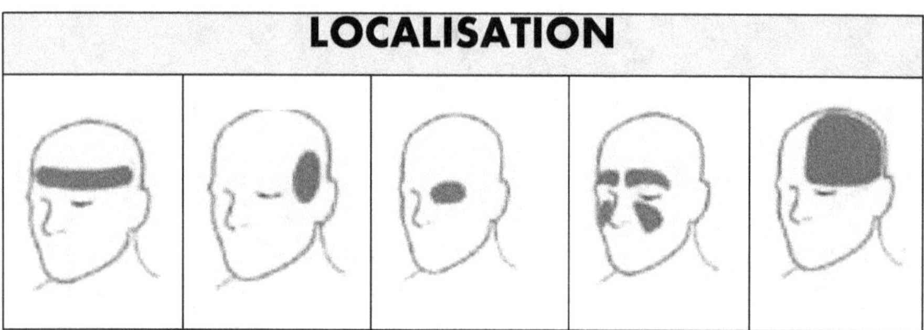

INTENSITE

1	2	3	4	5	6	7	8	9	10

CAUSES

Café	Insomnie	Odeur	Lecture
Alcool	Stress	Maladie	Allergie
Médicament	Lumière	Voyage	Bruit
Nourriture	Ecran PC/TV	Météo	Autre

MOYENS DE SOULAGEMENT

MEDICAMENT	
DORMIR	
FROID	
AUTRE	

DATE

Début	Fin	Durée

LOCALISATION

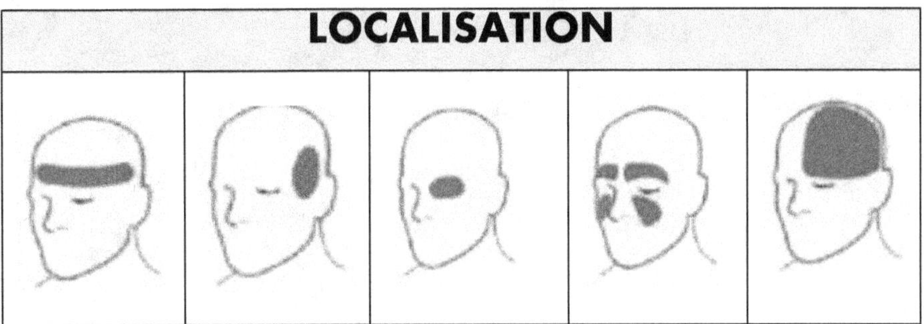

INTENSITE

1	2	3	4	5	6	7	8	9	10

CAUSES

Café	Insomnie	Odeur	Lecture
Alcool	Stress	Maladie	Allergie
Médicament	Lumière	Voyage	Bruit
Nourriture	Ecran PC/TV	Météo	Autre

MOYENS DE SOULAGEMENT

MEDICAMENT	
DORMIR	
FROID	
AUTRE	

DATE

Début	Fin	Durée

LOCALISATION

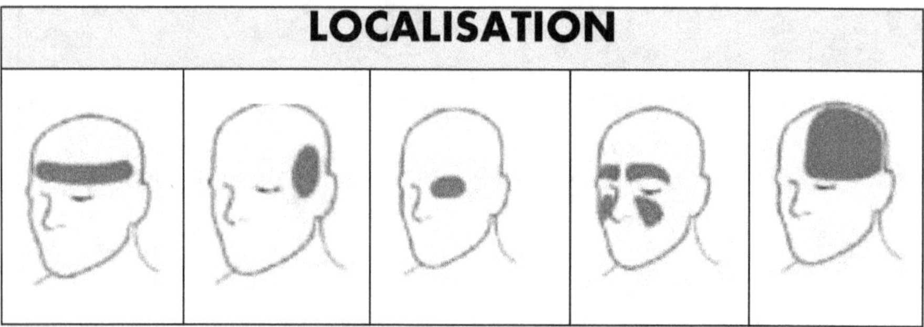

INTENSITE

1	2	3	4	5	6	7	8	9	10

CAUSES

Café	Insomnie	Odeur	Lecture
Alcool	Stress	Maladie	Allergie
Médicament	Lumière	Voyage	Bruit
Nourriture	Ecran PC/TV	Météo	Autre

MOYENS DE SOULAGEMENT

MEDICAMENT	
DORMIR	
FROID	
AUTRE	

DATE

Début	Fin	Durée

LOCALISATION

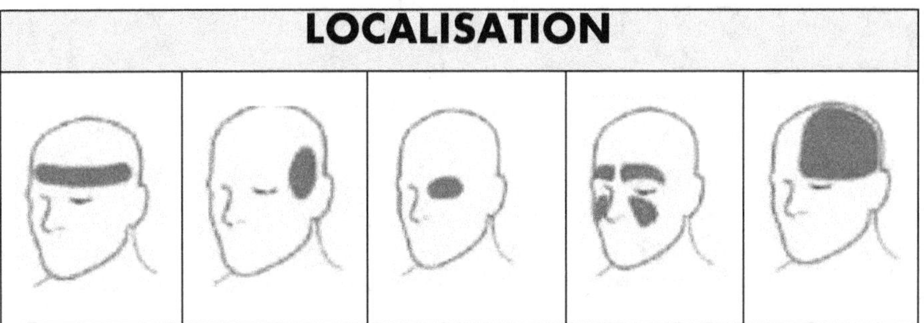

INTENSITE

1	2	3	4	5	6	7	8	9	10

CAUSES

Café	Insomnie	Odeur	Lecture
Alcool	Stress	Maladie	Allergie
Médicament	Lumière	Voyage	Bruit
Nourriture	Ecran PC/TV	Météo	Autre

MOYENS DE SOULAGEMENT

MEDICAMENT	
DORMIR	
FROID	
AUTRE	

DATE

Début	Fin	Durée

LOCALISATION

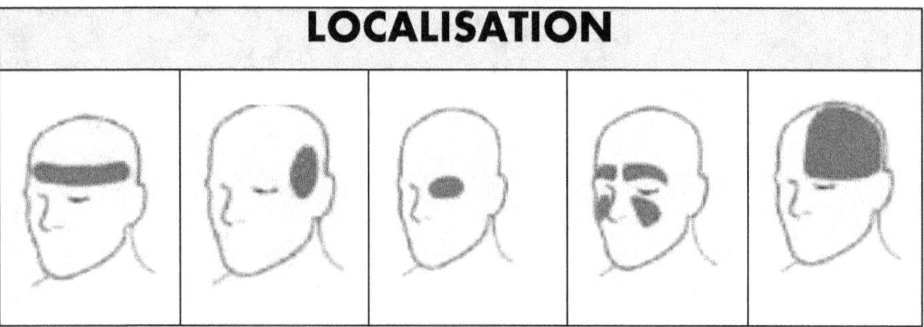

INTENSITE

1	2	3	4	5	6	7	8	9	10

CAUSES

Café	Insomnie	Odeur	Lecture
Alcool	Stress	Maladie	Allergie
Médicament	Lumière	Voyage	Bruit
Nourriture	Ecran PC/TV	Météo	Autre

MOYENS DE SOULAGEMENT

MEDICAMENT	
DORMIR	
FROID	
AUTRE	

DATE

Début	Fin	Durée

LOCALISATION

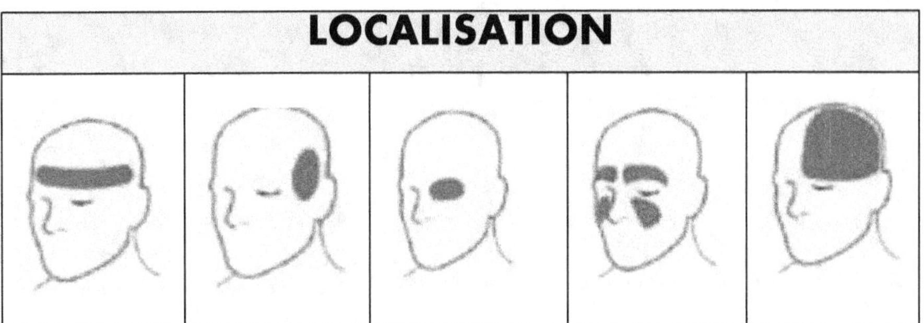

INTENSITE

1	2	3	4	5	6	7	8	9	10

CAUSES

Café	Insomnie	Odeur	Lecture
Alcool	Stress	Maladie	Allergie
Médicament	Lumière	Voyage	Bruit
Nourriture	Ecran PC/TV	Météo	Autre

MOYENS DE SOULAGEMENT

MEDICAMENT	
DORMIR	
FROID	
AUTRE	

DATE

Début	Fin	Durée

LOCALISATION

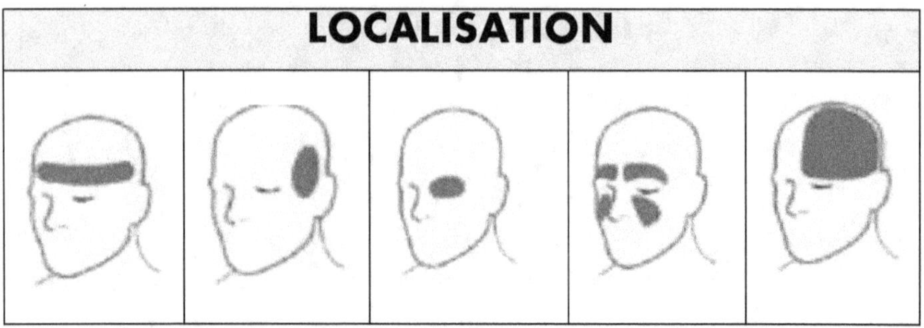

INTENSITE

1	2	3	4	5	6	7	8	9	10

CAUSES

Café	Insomnie	Odeur	Lecture
Alcool	Stress	Maladie	Allergie
Médicament	Lumière	Voyage	Bruit
Nourriture	Ecran PC/TV	Météo	Autre

MOYENS DE SOULAGEMENT

MEDICAMENT	
DORMIR	
FROID	
AUTRE	

DATE

Début	Fin	Durée

LOCALISATION

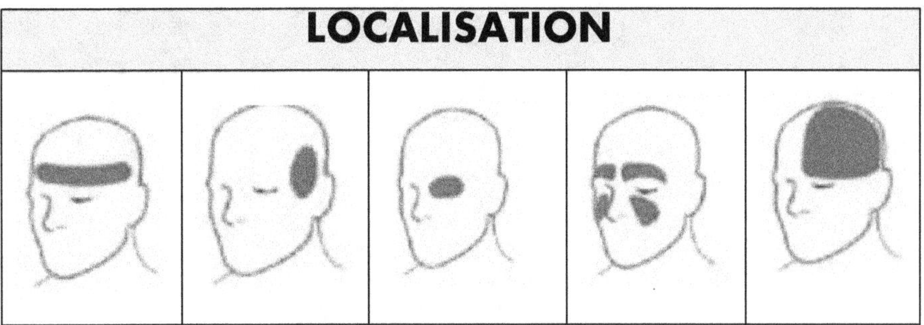

INTENSITE

1	2	3	4	5	6	7	8	9	10

CAUSES

Café	Insomnie	Odeur	Lecture
Alcool	Stress	Maladie	Allergie
Médicament	Lumière	Voyage	Bruit
Nourriture	Ecran PC/TV	Météo	Autre

MOYENS DE SOULAGEMENT

MEDICAMENT	
DORMIR	
FROID	
AUTRE	

DATE

Début	Fin	Durée

LOCALISATION

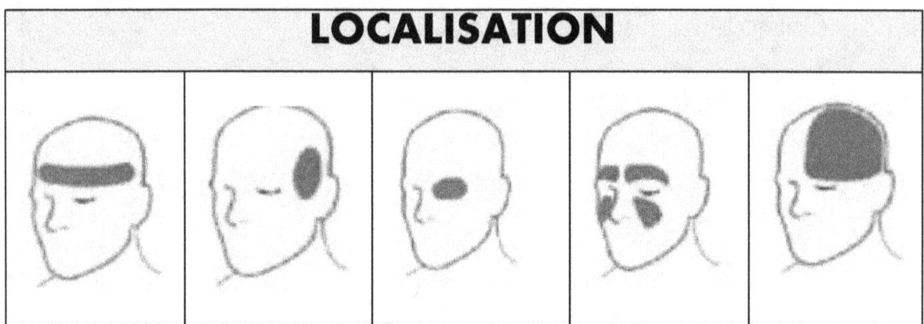

INTENSITE

1	2	3	4	5	6	7	8	9	10

CAUSES

Café	Insomnie	Odeur	Lecture
Alcool	Stress	Maladie	Allergie
Médicament	Lumière	Voyage	Bruit
Nourriture	Ecran PC/TV	Météo	Autre

MOYENS DE SOULAGEMENT

MEDICAMENT	
DORMIR	
FROID	
AUTRE	

DATE ______________________

Début	Fin	Durée

LOCALISATION

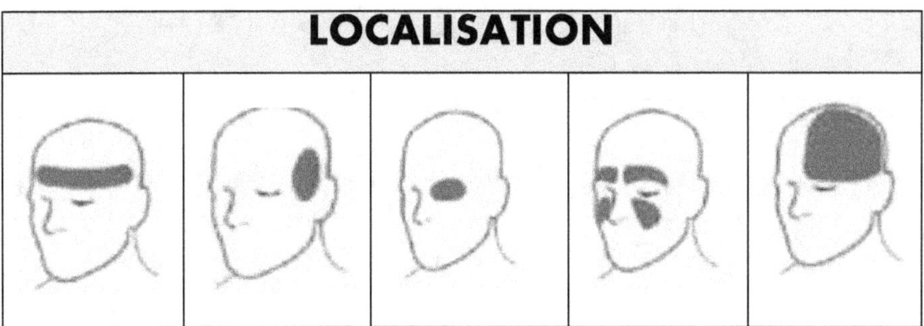

INTENSITE

1	2	3	4	5	6	7	8	9	10

CAUSES

Café	Insomnie	Odeur	Lecture
Alcool	Stress	Maladie	Allergie
Médicament	Lumière	Voyage	Bruit
Nourriture	Ecran PC/TV	Météo	Autre

MOYENS DE SOULAGEMENT

MEDICAMENT	
DORMIR	
FROID	
AUTRE	

DATE

Début	Fin	Durée

LOCALISATION

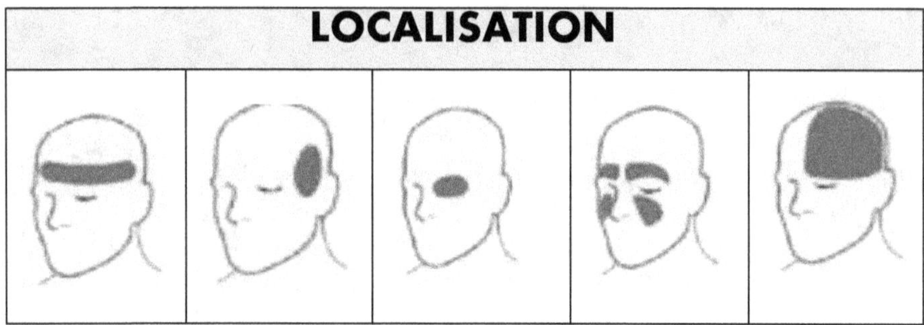

INTENSITE

1	2	3	4	5	6	7	8	9	10

CAUSES

Café	Insomnie	Odeur	Lecture
Alcool	Stress	Maladie	Allergie
Médicament	Lumière	Voyage	Bruit
Nourriture	Ecran PC/TV	Météo	Autre

MOYENS DE SOULAGEMENT

MEDICAMENT	
DORMIR	
FROID	
AUTRE	

DATE

Début	Fin	Durée

LOCALISATION

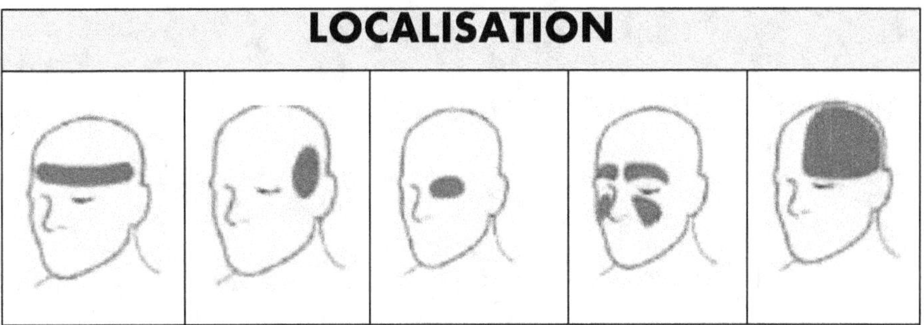

INTENSITE

1	2	3	4	5	6	7	8	9	10

CAUSES

Café	Insomnie	Odeur	Lecture
Alcool	Stress	Maladie	Allergie
Médicament	Lumière	Voyage	Bruit
Nourriture	Ecran PC/TV	Météo	Autre

MOYENS DE SOULAGEMENT

MEDICAMENT	
DORMIR	
FROID	
AUTRE	

DATE

Début	Fin	Durée

LOCALISATION

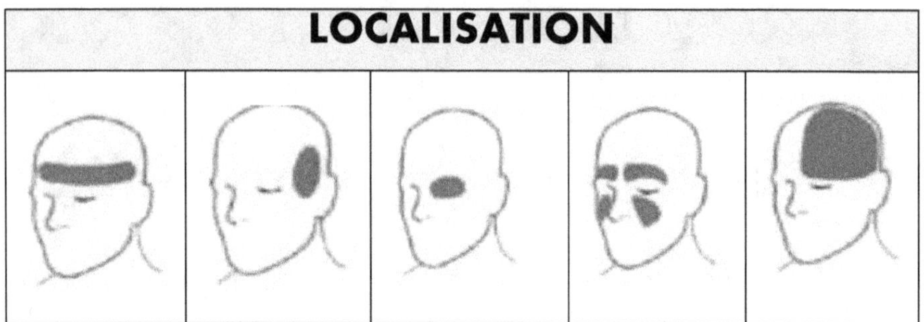

INTENSITE

1	2	3	4	5	6	7	8	9	10

CAUSES

Café	Insomnie	Odeur	Lecture
Alcool	Stress	Maladie	Allergie
Médicament	Lumière	Voyage	Bruit
Nourriture	Ecran PC/TV	Météo	Autre

MOYENS DE SOULAGEMENT

MEDICAMENT	
DORMIR	
FROID	
AUTRE	

DATE

Début	Fin	Durée

LOCALISATION

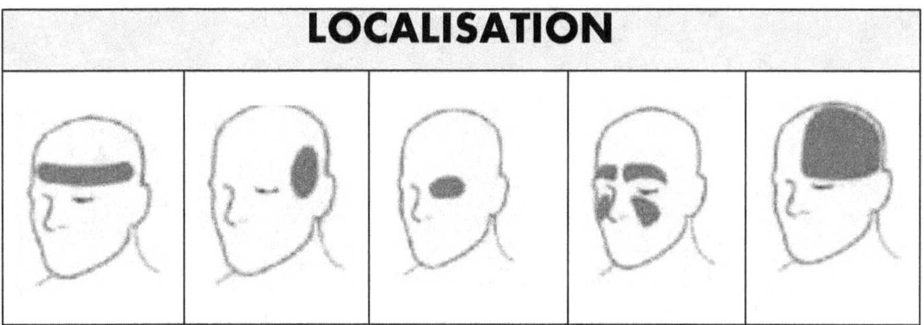

INTENSITE

1	2	3	4	5	6	7	8	9	10

CAUSES

Café	Insomnie	Odeur	Lecture
Alcool	Stress	Maladie	Allergie
Médicament	Lumière	Voyage	Bruit
Nourriture	Ecran PC/TV	Météo	Autre

MOYENS DE SOULAGEMENT

MEDICAMENT	
DORMIR	
FROID	
AUTRE	

DATE

Début	Fin	Durée

LOCALISATION

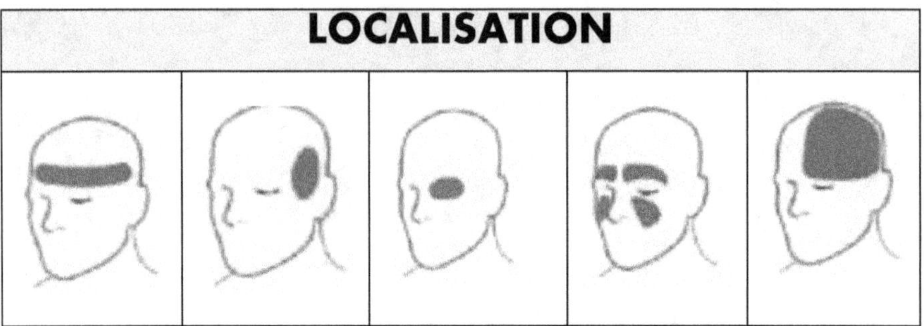

INTENSITE

1	2	3	4	5	6	7	8	9	10

CAUSES

Café	Insomnie	Odeur	Lecture
Alcool	Stress	Maladie	Allergie
Médicament	Lumière	Voyage	Bruit
Nourriture	Ecran PC/TV	Météo	Autre

MOYENS DE SOULAGEMENT

MEDICAMENT	
DORMIR	
FROID	
AUTRE	

DATE

Début	Fin	Durée

LOCALISATION

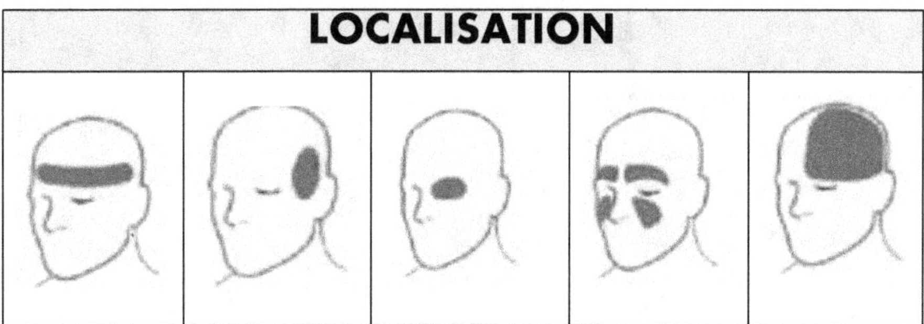

INTENSITE

1	2	3	4	5	6	7	8	9	10

CAUSES

Café	Insomnie	Odeur	Lecture
Alcool	Stress	Maladie	Allergie
Médicament	Lumière	Voyage	Bruit
Nourriture	Ecran PC/TV	Météo	Autre

MOYENS DE SOULAGEMENT

MEDICAMENT	
DORMIR	
FROID	
AUTRE	

DATE

Début	Fin	Durée

LOCALISATION

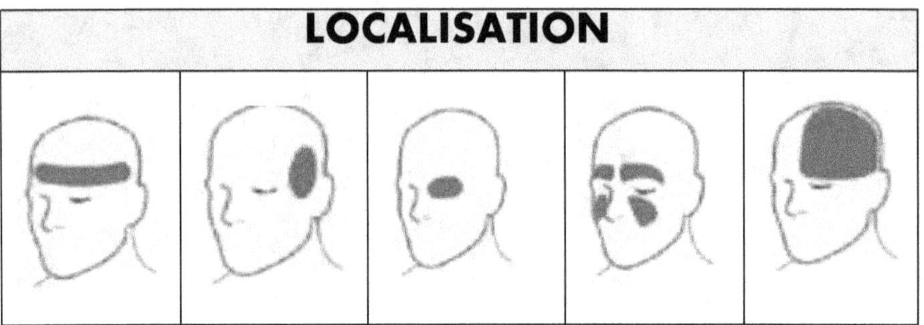

INTENSITE

1	2	3	4	5	6	7	8	9	10

CAUSES

Café	Insomnie	Odeur	Lecture
Alcool	Stress	Maladie	Allergie
Médicament	Lumière	Voyage	Bruit
Nourriture	Ecran PC/TV	Météo	Autre

MOYENS DE SOULAGEMENT

MEDICAMENT	
DORMIR	
FROID	
AUTRE	

DATE

Début	Fin	Durée

LOCALISATION

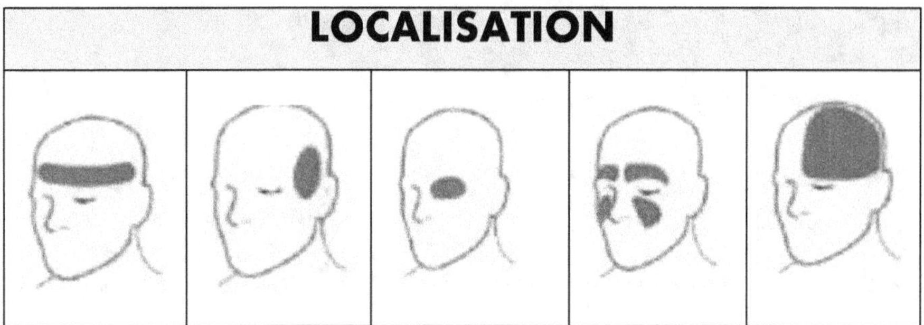

INTENSITE

1	2	3	4	5	6	7	8	9	10

CAUSES

Café	Insomnie	Odeur	Lecture
Alcool	Stress	Maladie	Allergie
Médicament	Lumière	Voyage	Bruit
Nourriture	Ecran PC/TV	Météo	Autre

MOYENS DE SOULAGEMENT

MEDICAMENT	
DORMIR	
FROID	
AUTRE	

DATE

Début	Fin	Durée

LOCALISATION

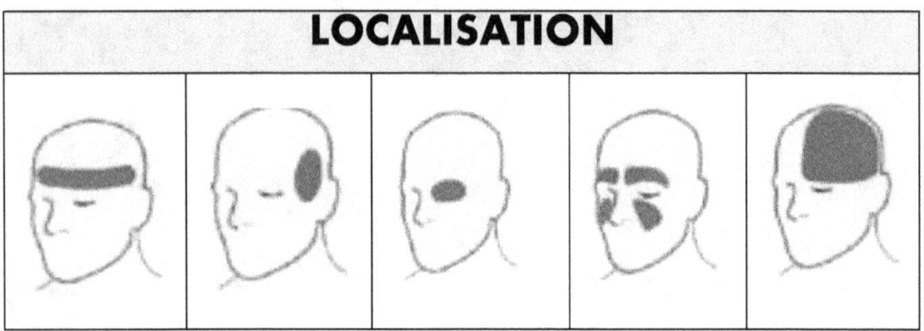

INTENSITE

1	2	3	4	5	6	7	8	9	10

CAUSES

Café	Insomnie	Odeur	Lecture
Alcool	Stress	Maladie	Allergie
Médicament	Lumière	Voyage	Bruit
Nourriture	Ecran PC/TV	Météo	Autre

MOYENS DE SOULAGEMENT

MEDICAMENT	
DORMIR	
FROID	
AUTRE	

DATE

Début	Fin	Durée

LOCALISATION

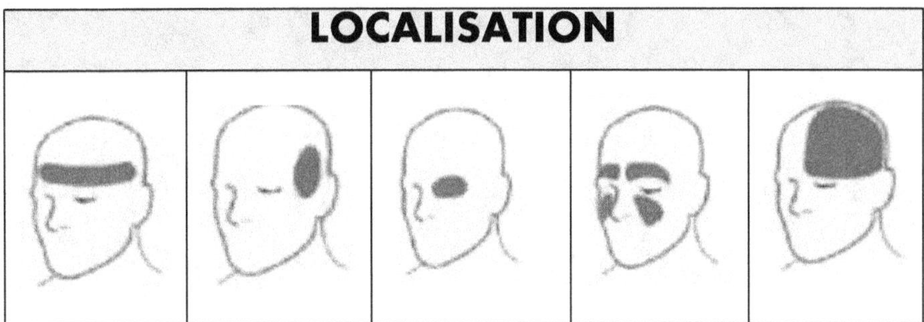

INTENSITE

1	2	3	4	5	6	7	8	9	10

CAUSES

Café	Insomnie	Odeur	Lecture
Alcool	Stress	Maladie	Allergie
Médicament	Lumière	Voyage	Bruit
Nourriture	Ecran PC/TV	Météo	Autre

MOYENS DE SOULAGEMENT

MEDICAMENT	
DORMIR	
FROID	
AUTRE	

DATE

Début	Fin	Durée

LOCALISATION

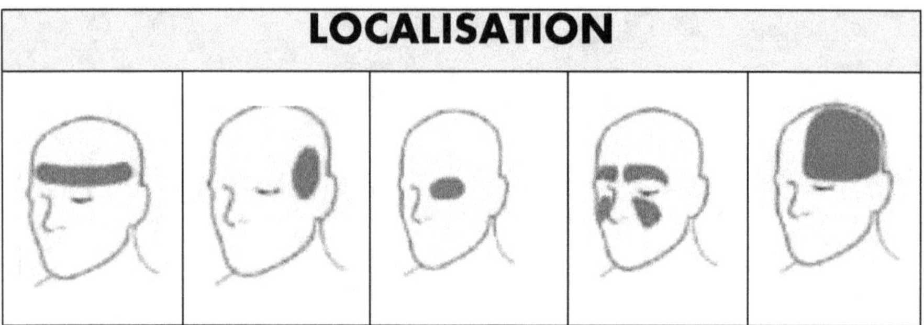

INTENSITE

1	2	3	4	5	6	7	8	9	10

CAUSES

Café	Insomnie	Odeur	Lecture
Alcool	Stress	Maladie	Allergie
Médicament	Lumière	Voyage	Bruit
Nourriture	Ecran PC/TV	Météo	Autre

MOYENS DE SOULAGEMENT

MEDICAMENT	
DORMIR	
FROID	
AUTRE	

DATE

Début	Fin	Durée

LOCALISATION

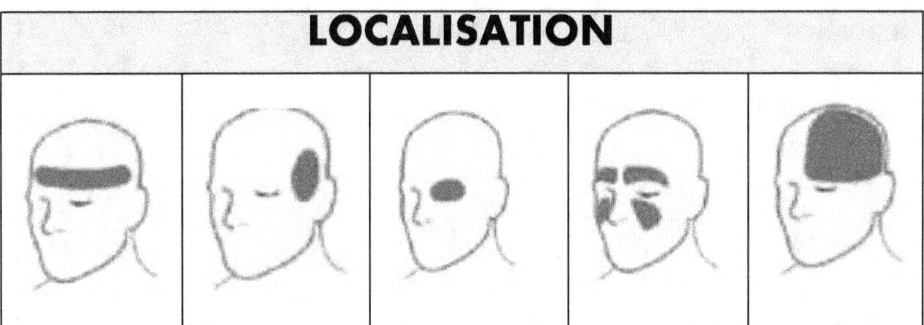

INTENSITE

1	2	3	4	5	6	7	8	9	10

CAUSES

Café	Insomnie	Odeur	Lecture
Alcool	Stress	Maladie	Allergie
Médicament	Lumière	Voyage	Bruit
Nourriture	Ecran PC/TV	Météo	Autre

MOYENS DE SOULAGEMENT

MEDICAMENT	
DORMIR	
FROID	
AUTRE	

DATE

Début	Fin	Durée

LOCALISATION

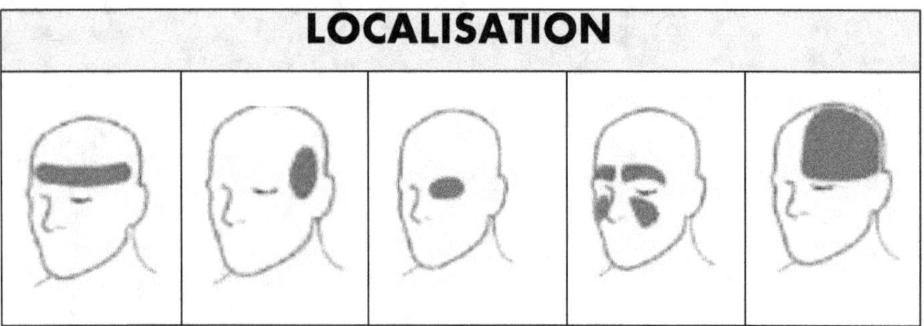

INTENSITE

1	2	3	4	5	6	7	8	9	10

CAUSES

Café	Insomnie	Odeur	Lecture
Alcool	Stress	Maladie	Allergie
Médicament	Lumière	Voyage	Bruit
Nourriture	Ecran PC/TV	Météo	Autre

MOYENS DE SOULAGEMENT

MEDICAMENT	
DORMIR	
FROID	
AUTRE	

DATE

Début	Fin	Durée

LOCALISATION

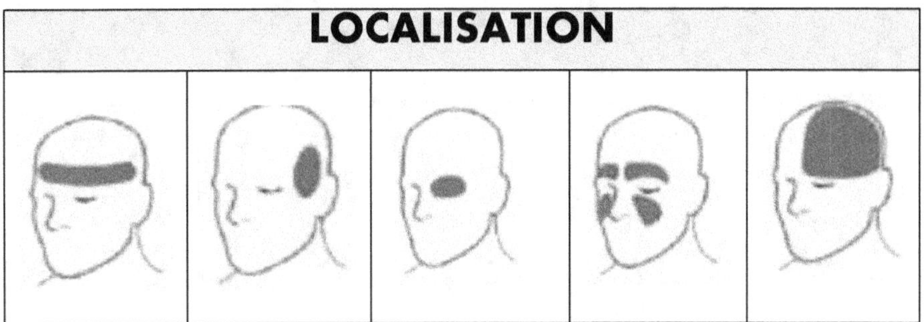

INTENSITE

1	2	3	4	5	6	7	8	9	10

CAUSES

Café	Insomnie	Odeur	Lecture
Alcool	Stress	Maladie	Allergie
Médicament	Lumière	Voyage	Bruit
Nourriture	Ecran PC/TV	Météo	Autre

MOYENS DE SOULAGEMENT

MEDICAMENT	
DORMIR	
FROID	
AUTRE	

DATE

Début	Fin	Durée

LOCALISATION

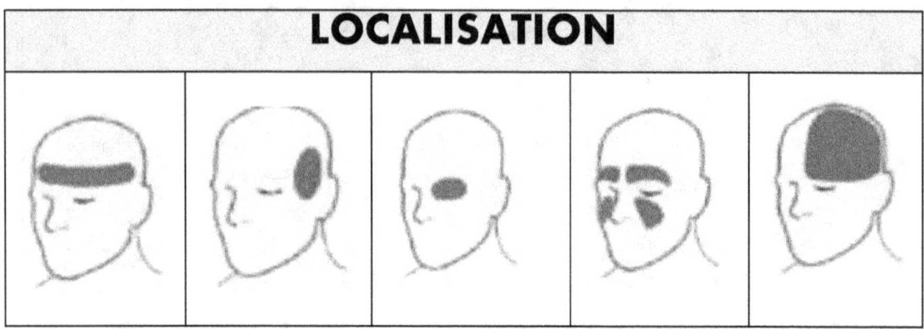

INTENSITE

1	2	3	4	5	6	7	8	9	10

CAUSES

Café	Insomnie	Odeur	Lecture
Alcool	Stress	Maladie	Allergie
Médicament	Lumière	Voyage	Bruit
Nourriture	Ecran PC/TV	Météo	Autre

MOYENS DE SOULAGEMENT

MEDICAMENT	
DORMIR	
FROID	
AUTRE	

DATE

Début	Fin	Durée

LOCALISATION

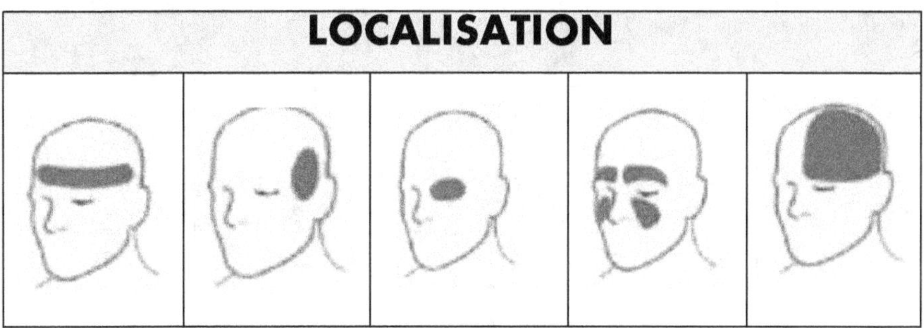

INTENSITE

1	2	3	4	5	6	7	8	9	10

CAUSES

Café	Insomnie	Odeur	Lecture
Alcool	Stress	Maladie	Allergie
Médicament	Lumière	Voyage	Bruit
Nourriture	Ecran PC/TV	Météo	Autre

MOYENS DE SOULAGEMENT

MEDICAMENT	
DORMIR	
FROID	
AUTRE	

DATE

Début	Fin	Durée

LOCALISATION

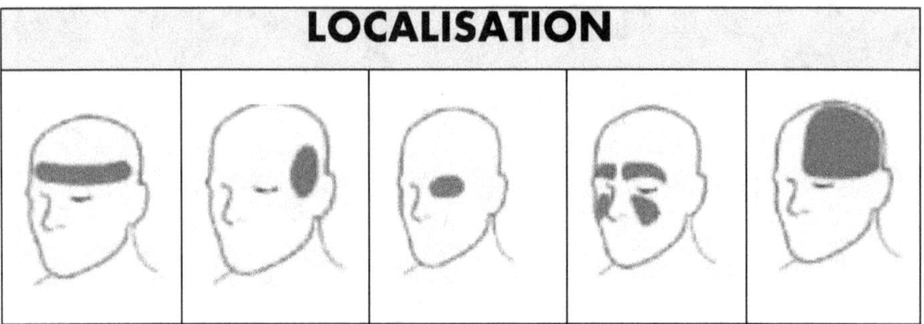

INTENSITE

1	2	3	4	5	6	7	8	9	10

CAUSES

Café	Insomnie	Odeur	Lecture
Alcool	Stress	Maladie	Allergie
Médicament	Lumière	Voyage	Bruit
Nourriture	Ecran PC/TV	Météo	Autre

MOYENS DE SOULAGEMENT

MEDICAMENT	
DORMIR	
FROID	
AUTRE	

DATE

Début	Fin	Durée

LOCALISATION

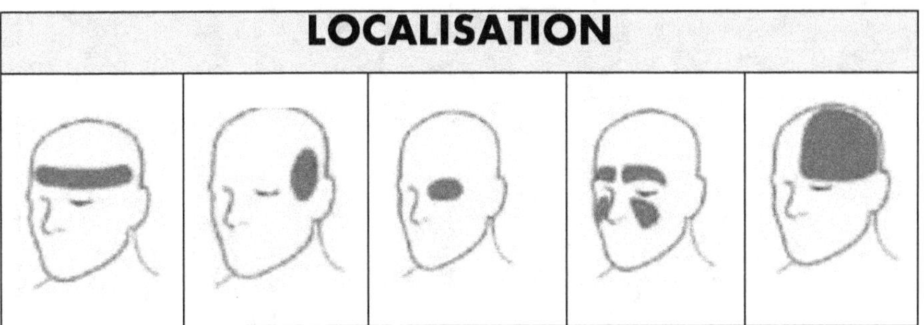

INTENSITE

1	2	3	4	5	6	7	8	9	10

CAUSES

Café	Insomnie	Odeur	Lecture
Alcool	Stress	Maladie	Allergie
Médicament	Lumière	Voyage	Bruit
Nourriture	Ecran PC/TV	Météo	Autre

MOYENS DE SOULAGEMENT

MEDICAMENT	
DORMIR	
FROID	
AUTRE	

DATE

Début	Fin	Durée

LOCALISATION

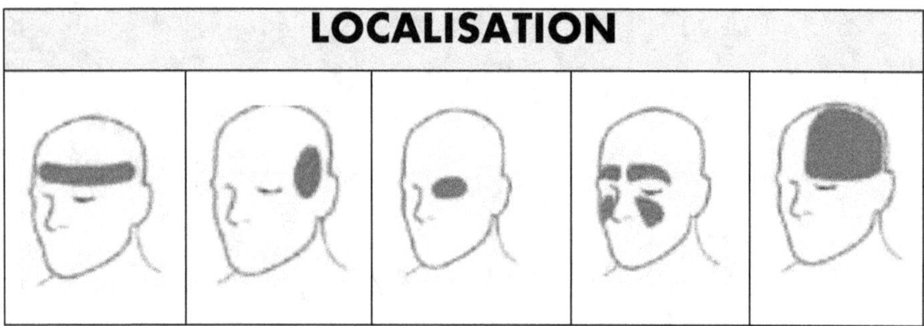

INTENSITE

1	2	3	4	5	6	7	8	9	10

CAUSES

Café	Insomnie	Odeur	Lecture
Alcool	Stress	Maladie	Allergie
Médicament	Lumière	Voyage	Bruit
Nourriture	Ecran PC/TV	Météo	Autre

MOYENS DE SOULAGEMENT

MEDICAMENT	
DORMIR	
FROID	
AUTRE	

DATE

Début	Fin	Durée

LOCALISATION

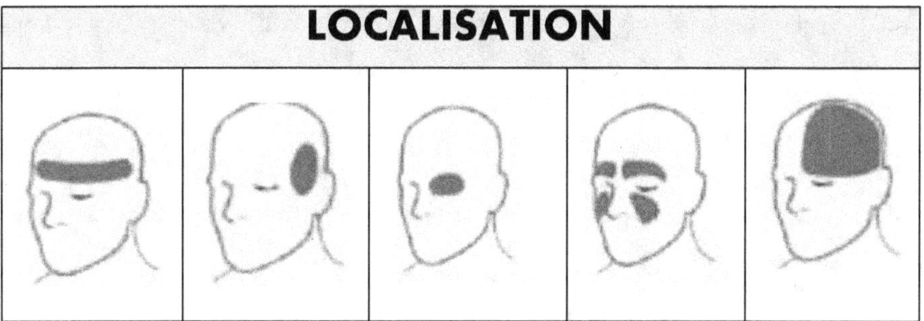

INTENSITE

1	2	3	4	5	6	7	8	9	10

CAUSES

Café	Insomnie	Odeur	Lecture
Alcool	Stress	Maladie	Allergie
Médicament	Lumière	Voyage	Bruit
Nourriture	Ecran PC/TV	Météo	Autre

MOYENS DE SOULAGEMENT

MEDICAMENT	
DORMIR	
FROID	
AUTRE	

DATE _______________

Début	Fin	Durée

LOCALISATION

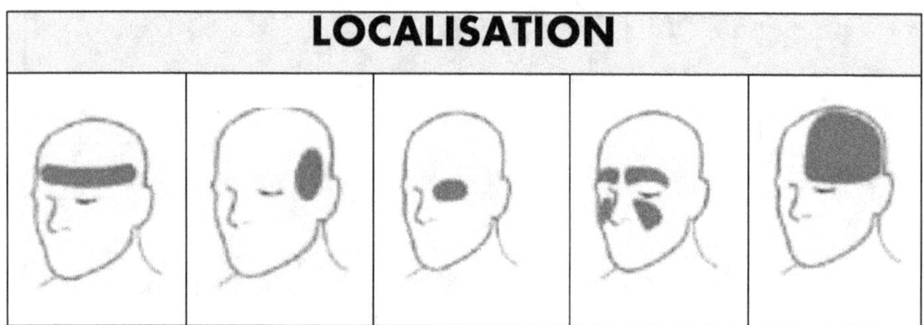

INTENSITE

1	2	3	4	5	6	7	8	9	10

CAUSES

Café	Insomnie	Odeur	Lecture
Alcool	Stress	Maladie	Allergie
Médicament	Lumière	Voyage	Bruit
Nourriture	Ecran PC/TV	Météo	Autre

MOYENS DE SOULAGEMENT

MEDICAMENT	
DORMIR	
FROID	
AUTRE	

DATE

Début	Fin	Durée

LOCALISATION

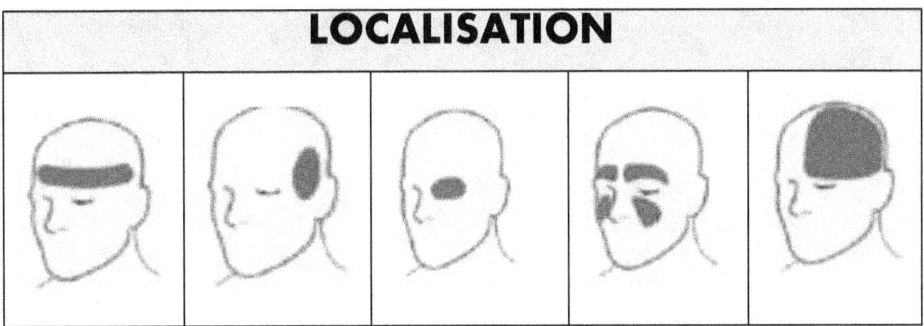

INTENSITE

1	2	3	4	5	6	7	8	9	10

CAUSES

Café	Insomnie	Odeur	Lecture
Alcool	Stress	Maladie	Allergie
Médicament	Lumière	Voyage	Bruit
Nourriture	Ecran PC/TV	Météo	Autre

MOYENS DE SOULAGEMENT

MEDICAMENT	
DORMIR	
FROID	
AUTRE	

DATE

Début	Fin	Durée

LOCALISATION

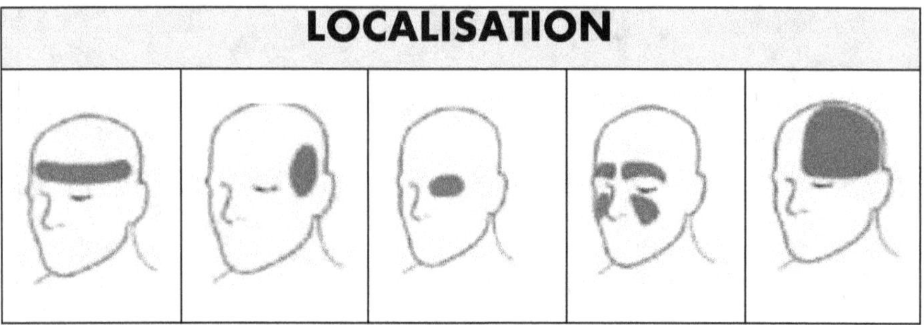

INTENSITE

1	2	3	4	5	6	7	8	9	10

CAUSES

Café	Insomnie	Odeur	Lecture
Alcool	Stress	Maladie	Allergie
Médicament	Lumière	Voyage	Bruit
Nourriture	Ecran PC/TV	Météo	Autre

MOYENS DE SOULAGEMENT

MEDICAMENT	
DORMIR	
FROID	
AUTRE	

DATE

Début	Fin	Durée

LOCALISATION

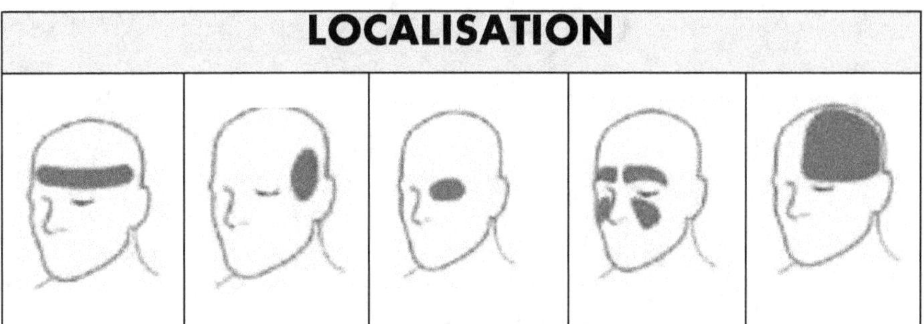

INTENSITE

1	2	3	4	5	6	7	8	9	10

CAUSES

Café	Insomnie	Odeur	Lecture
Alcool	Stress	Maladie	Allergie
Médicament	Lumière	Voyage	Bruit
Nourriture	Ecran PC/TV	Météo	Autre

MOYENS DE SOULAGEMENT

MEDICAMENT	
DORMIR	
FROID	
AUTRE	

DATE

Début	Fin	Durée

LOCALISATION

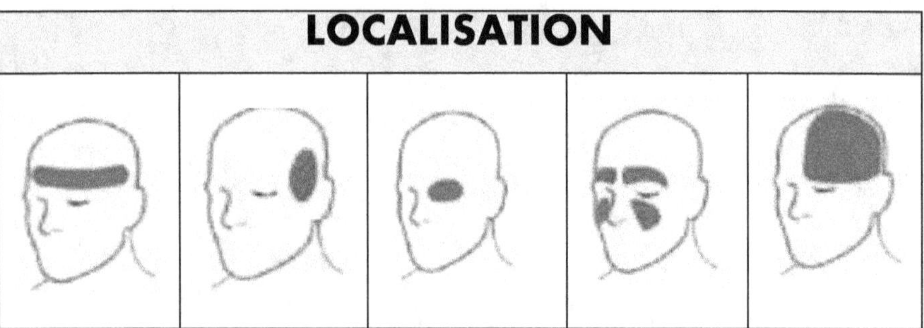

INTENSITE

1	2	3	4	5	6	7	8	9	10

CAUSES

Café	Insomnie	Odeur	Lecture
Alcool	Stress	Maladie	Allergie
Médicament	Lumière	Voyage	Bruit
Nourriture	Ecran PC/TV	Météo	Autre

MOYENS DE SOULAGEMENT

MEDICAMENT	
DORMIR	
FROID	
AUTRE	

DATE

Début	Fin	Durée

LOCALISATION

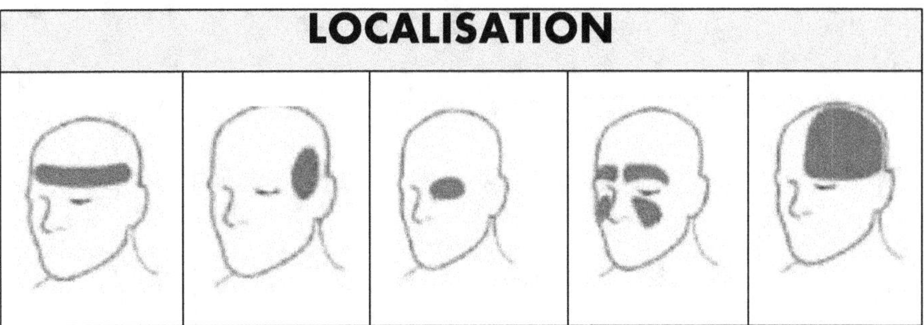

INTENSITE

1	2	3	4	5	6	7	8	9	10

CAUSES

Café	Insomnie	Odeur	Lecture
Alcool	Stress	Maladie	Allergie
Médicament	Lumière	Voyage	Bruit
Nourriture	Ecran PC/TV	Météo	Autre

MOYENS DE SOULAGEMENT

MEDICAMENT	
DORMIR	
FROID	
AUTRE	

DATE

Début	Fin	Durée

LOCALISATION

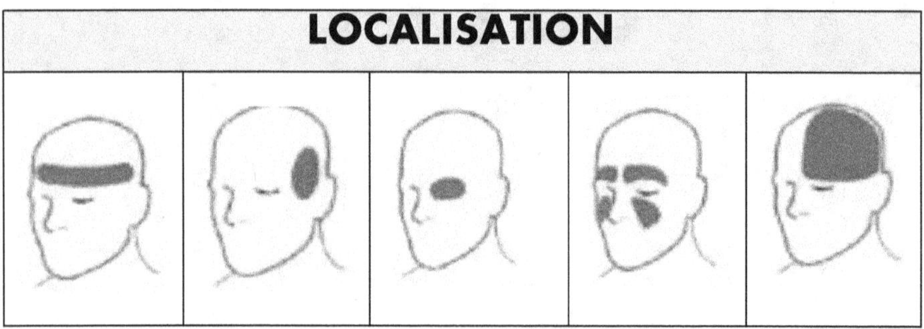

INTENSITE

1	2	3	4	5	6	7	8	9	10

CAUSES

Café	Insomnie	Odeur	Lecture
Alcool	Stress	Maladie	Allergie
Médicament	Lumière	Voyage	Bruit
Nourriture	Ecran PC/TV	Météo	Autre

MOYENS DE SOULAGEMENT

MEDICAMENT	
DORMIR	
FROID	
AUTRE	

DATE

Début	Fin	Durée

LOCALISATION

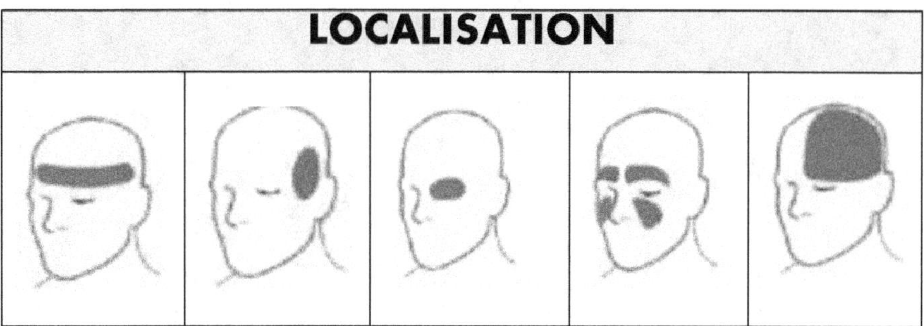

INTENSITE

1	2	3	4	5	6	7	8	9	10

CAUSES

Café	Insomnie	Odeur	Lecture
Alcool	Stress	Maladie	Allergie
Médicament	Lumière	Voyage	Bruit
Nourriture	Ecran PC/TV	Météo	Autre

MOYENS DE SOULAGEMENT

MEDICAMENT	
DORMIR	
FROID	
AUTRE	

DATE

Début	**Fin**	**Durée**

LOCALISATION

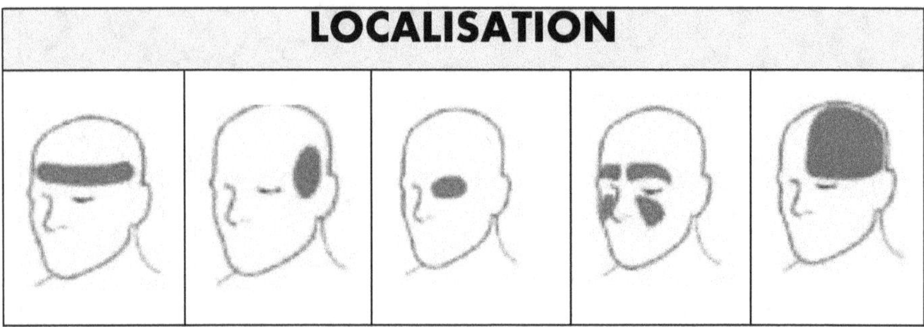

INTENSITE

1	2	3	4	5	6	7	8	9	10

CAUSES

Café	Insomnie	Odeur	Lecture
Alcool	Stress	Maladie	Allergie
Médicament	Lumière	Voyage	Bruit
Nourriture	Ecran PC/TV	Météo	Autre

MOYENS DE SOULAGEMENT

MEDICAMENT	
DORMIR	
FROID	
AUTRE	

DATE

Début	Fin	Durée

LOCALISATION

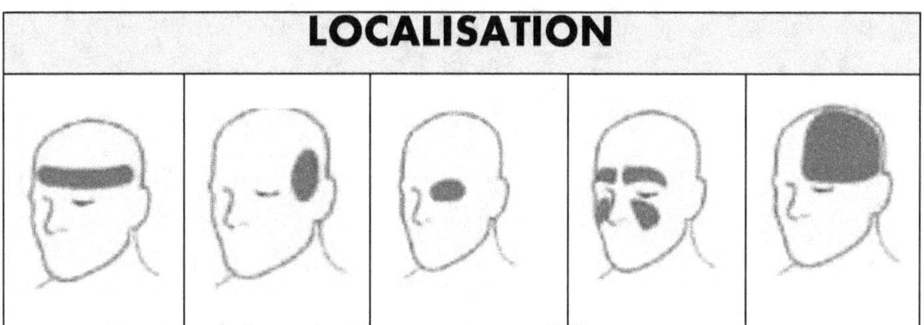

INTENSITE

1	2	3	4	5	6	7	8	9	10

CAUSES

Café	Insomnie	Odeur	Lecture
Alcool	Stress	Maladie	Allergie
Médicament	Lumière	Voyage	Bruit
Nourriture	Ecran PC/TV	Météo	Autre

MOYENS DE SOULAGEMENT

MEDICAMENT	
DORMIR	
FROID	
AUTRE	

DATE

Début	Fin	Durée

LOCALISATION

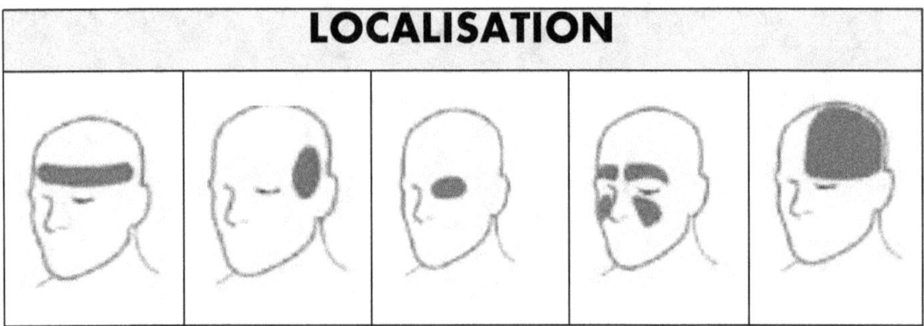

INTENSITE

1	2	3	4	5	6	7	8	9	10

CAUSES

Café	Insomnie	Odeur	Lecture
Alcool	Stress	Maladie	Allergie
Médicament	Lumière	Voyage	Bruit
Nourriture	Ecran PC/TV	Météo	Autre

MOYENS DE SOULAGEMENT

MEDICAMENT	
DORMIR	
FROID	
AUTRE	

DATE

Début	Fin	Durée

LOCALISATION

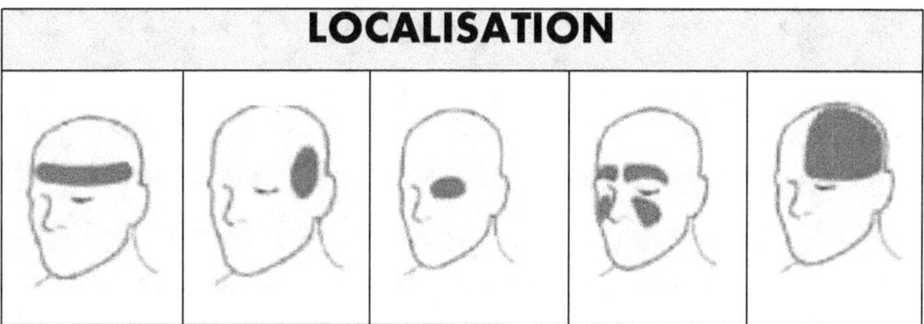

INTENSITE

1	2	3	4	5	6	7	8	9	10

CAUSES

Café	Insomnie	Odeur	Lecture
Alcool	Stress	Maladie	Allergie
Médicament	Lumière	Voyage	Bruit
Nourriture	Ecran PC/TV	Météo	Autre

MOYENS DE SOULAGEMENT

MEDICAMENT	
DORMIR	
FROID	
AUTRE	

DATE ___________

Début	Fin	Durée

LOCALISATION

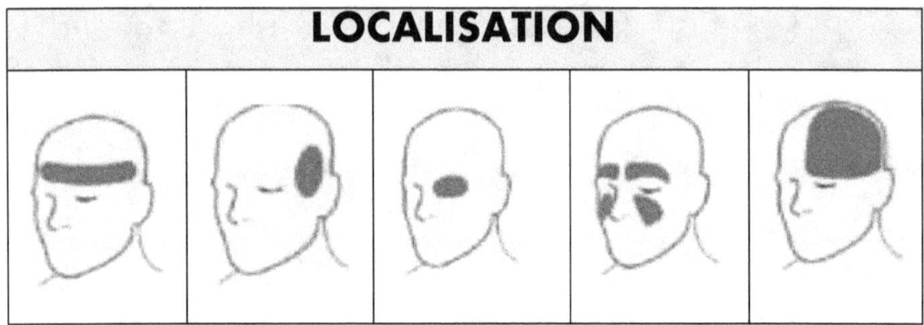

INTENSITE

1	2	3	4	5	6	7	8	9	10

CAUSES

Café	Insomnie	Odeur	Lecture
Alcool	Stress	Maladie	Allergie
Médicament	Lumière	Voyage	Bruit
Nourriture	Ecran PC/TV	Météo	Autre

MOYENS DE SOULAGEMENT

MEDICAMENT	
DORMIR	
FROID	
AUTRE	

DATE

Début	Fin	Durée

LOCALISATION

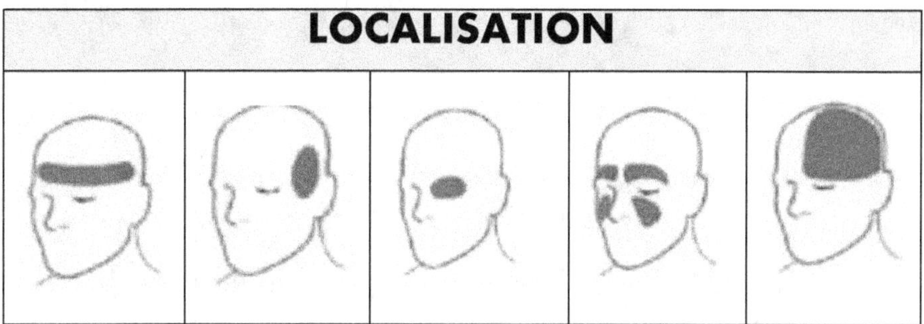

INTENSITE

1	2	3	4	5	6	7	8	9	10

CAUSES

Café	Insomnie	Odeur	Lecture
Alcool	Stress	Maladie	Allergie
Médicament	Lumière	Voyage	Bruit
Nourriture	Ecran PC/TV	Météo	Autre

MOYENS DE SOULAGEMENT

MEDICAMENT	
DORMIR	
FROID	
AUTRE	

DATE

Début	Fin	Durée

LOCALISATION

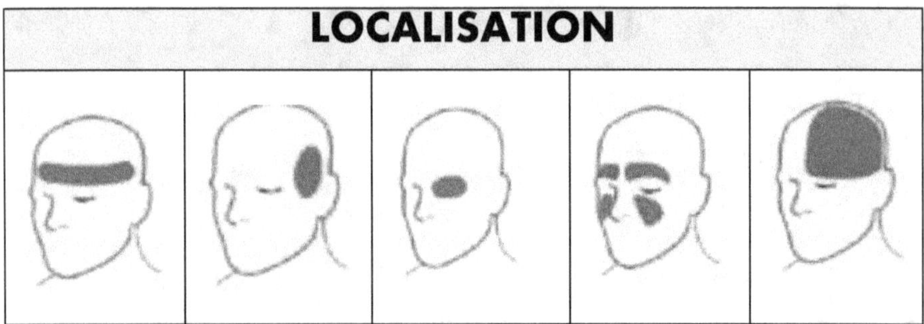

INTENSITE

1	2	3	4	5	6	7	8	9	10

CAUSES

Café	Insomnie	Odeur	Lecture
Alcool	Stress	Maladie	Allergie
Médicament	Lumière	Voyage	Bruit
Nourriture	Ecran PC/TV	Météo	Autre

MOYENS DE SOULAGEMENT

MEDICAMENT	
DORMIR	
FROID	
AUTRE	

DATE

Début	Fin	Durée

LOCALISATION

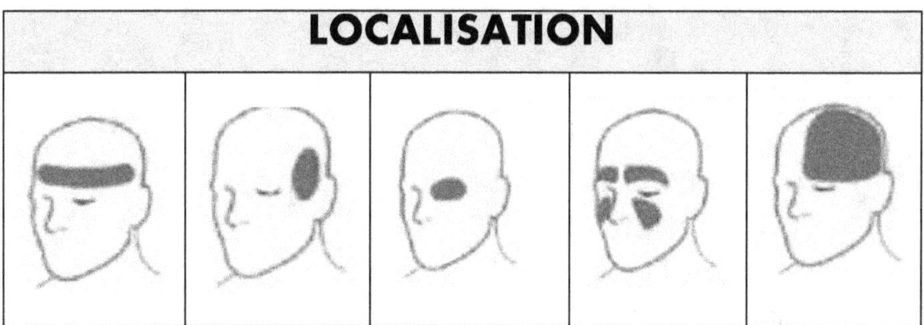

INTENSITE

1	2	3	4	5	6	7	8	9	10

CAUSES

Café	Insomnie	Odeur	Lecture
Alcool	Stress	Maladie	Allergie
Médicament	Lumière	Voyage	Bruit
Nourriture	Ecran PC/TV	Météo	Autre

MOYENS DE SOULAGEMENT

MEDICAMENT	
DORMIR	
FROID	
AUTRE	

DATE

Début	Fin	Durée

LOCALISATION

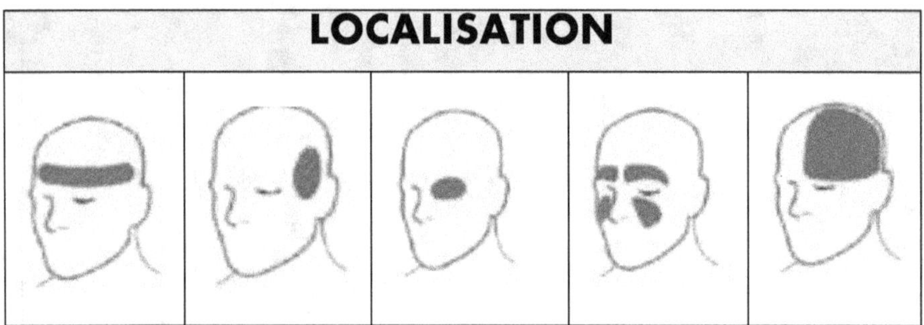

INTENSITE

1	2	3	4	5	6	7	8	9	10

CAUSES

Café	Insomnie	Odeur	Lecture
Alcool	Stress	Maladie	Allergie
Médicament	Lumière	Voyage	Bruit
Nourriture	Ecran PC/TV	Météo	Autre

MOYENS DE SOULAGEMENT

MEDICAMENT	
DORMIR	
FROID	
AUTRE	

DATE

Début	Fin	Durée

LOCALISATION

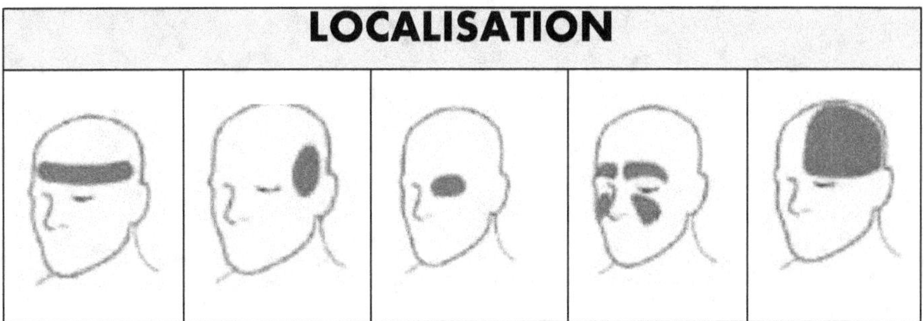

INTENSITE

1	2	3	4	5	6	7	8	9	10

CAUSES

Café	Insomnie	Odeur	Lecture
Alcool	Stress	Maladie	Allergie
Médicament	Lumière	Voyage	Bruit
Nourriture	Ecran PC/TV	Météo	Autre

MOYENS DE SOULAGEMENT

MEDICAMENT	
DORMIR	
FROID	
AUTRE	

DATE

Début	Fin	Durée

LOCALISATION

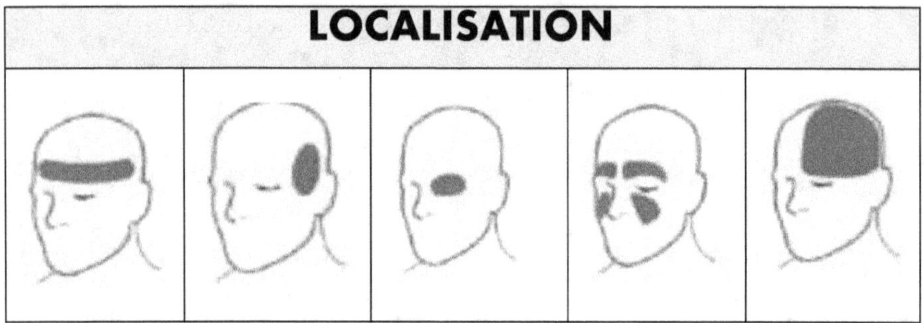

INTENSITE

1	2	3	4	5	6	7	8	9	10

CAUSES

Café	Insomnie	Odeur	Lecture
Alcool	Stress	Maladie	Allergie
Médicament	Lumière	Voyage	Bruit
Nourriture	Ecran PC/TV	Météo	Autre

MOYENS DE SOULAGEMENT

MEDICAMENT	
DORMIR	
FROID	
AUTRE	

DATE

Début	Fin	Durée

LOCALISATION

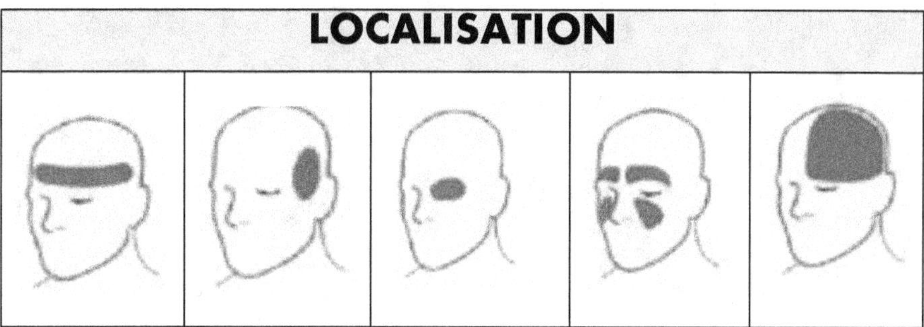

INTENSITE

1	2	3	4	5	6	7	8	9	10

CAUSES

Café	Insomnie	Odeur	Lecture
Alcool	Stress	Maladie	Allergie
Médicament	Lumière	Voyage	Bruit
Nourriture	Ecran PC/TV	Météo	Autre

MOYENS DE SOULAGEMENT

MEDICAMENT	
DORMIR	
FROID	
AUTRE	

DATE

Début	Fin	Durée

LOCALISATION

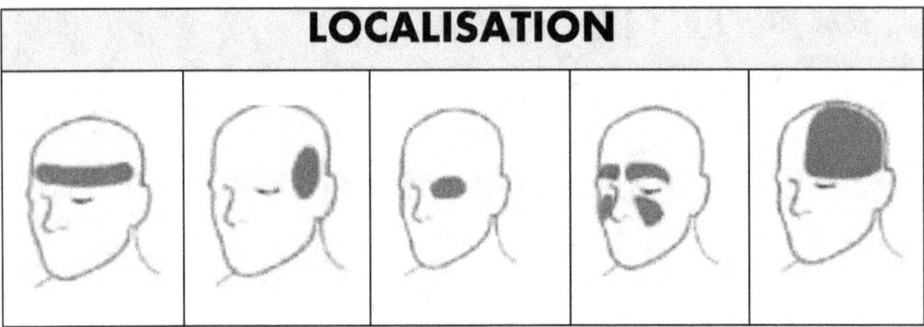

INTENSITE

1	2	3	4	5	6	7	8	9	10

CAUSES

Café	Insomnie	Odeur	Lecture
Alcool	Stress	Maladie	Allergie
Médicament	Lumière	Voyage	Bruit
Nourriture	Ecran PC/TV	Météo	Autre

MOYENS DE SOULAGEMENT

MEDICAMENT	
DORMIR	
FROID	
AUTRE	

DATE

____

Début	Fin	Durée

LOCALISATION

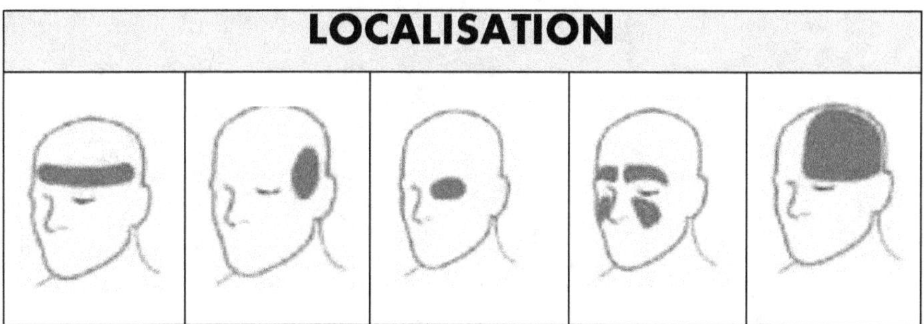

INTENSITE

1	2	3	4	5	6	7	8	9	10

CAUSES

Café	Insomnie	Odeur	Lecture
Alcool	Stress	Maladie	Allergie
Médicament	Lumière	Voyage	Bruit
Nourriture	Ecran PC/TV	Météo	Autre

MOYENS DE SOULAGEMENT

MEDICAMENT	
DORMIR	
FROID	
AUTRE	

DATE

Début	Fin	Durée

LOCALISATION

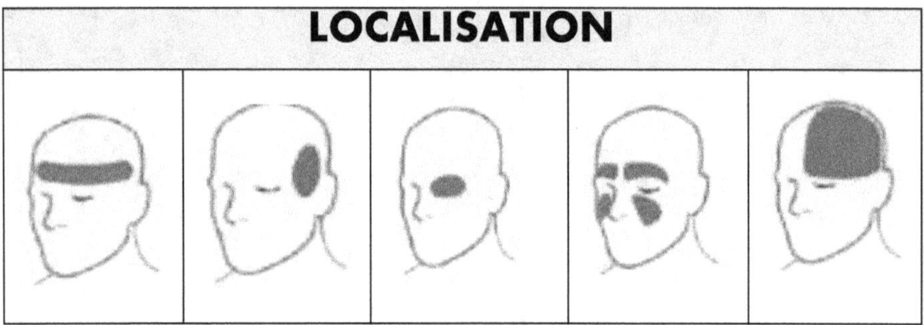

INTENSITE

1	2	3	4	5	6	7	8	9	10

CAUSES

Café	Insomnie	Odeur	Lecture
Alcool	Stress	Maladie	Allergie
Médicament	Lumière	Voyage	Bruit
Nourriture	Ecran PC/TV	Météo	Autre

MOYENS DE SOULAGEMENT

MEDICAMENT	
DORMIR	
FROID	
AUTRE	

DATE

Début	Fin	Durée

LOCALISATION

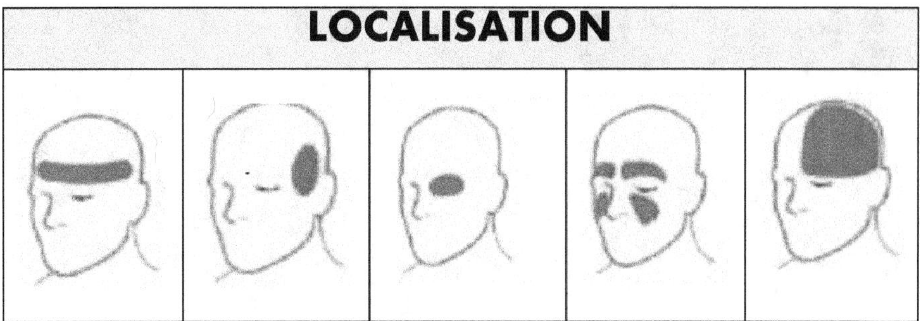

INTENSITE

1	2	3	4	5	6	7	8	9	10

CAUSES

Café	Insomnie	Odeur	Lecture
Alcool	Stress	Maladie	Allergie
Médicament	Lumière	Voyage	Bruit
Nourriture	Ecran PC/TV	Météo	Autre

MOYENS DE SOULAGEMENT

MEDICAMENT	
DORMIR	
FROID	
AUTRE	

DATE

Début	Fin	Durée

LOCALISATION

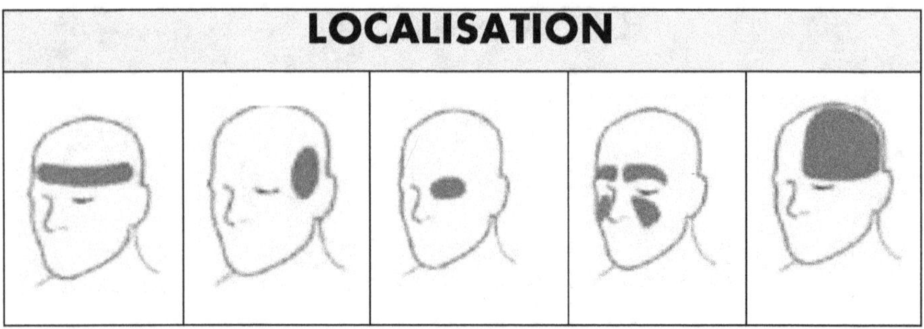

INTENSITE

1	2	3	4	5	6	7	8	9	10

CAUSES

Café	Insomnie	Odeur	Lecture
Alcool	Stress	Maladie	Allergie
Médicament	Lumière	Voyage	Bruit
Nourriture	Ecran PC/TV	Météo	Autre

MOYENS DE SOULAGEMENT

MEDICAMENT	
DORMIR	
FROID	
AUTRE	

DATE

Début	Fin	Durée

LOCALISATION

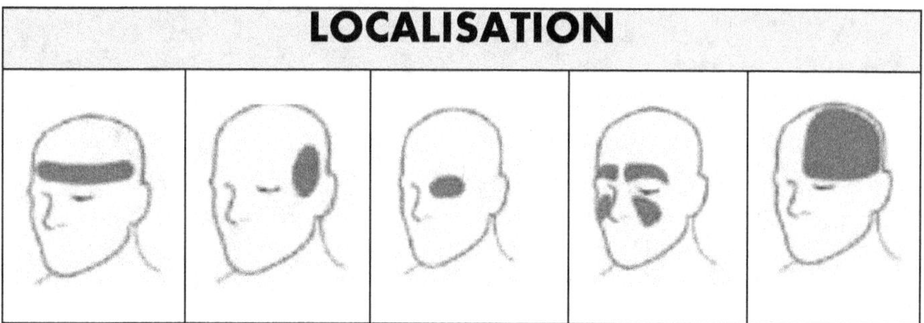

INTENSITE

1	2	3	4	5	6	7	8	9	10

CAUSES

Café	Insomnie	Odeur	Lecture
Alcool	Stress	Maladie	Allergie
Médicament	Lumière	Voyage	Bruit
Nourriture	Ecran PC/TV	Météo	Autre

MOYENS DE SOULAGEMENT

MEDICAMENT	
DORMIR	
FROID	
AUTRE	

DATE

Début	Fin	Durée

LOCALISATION

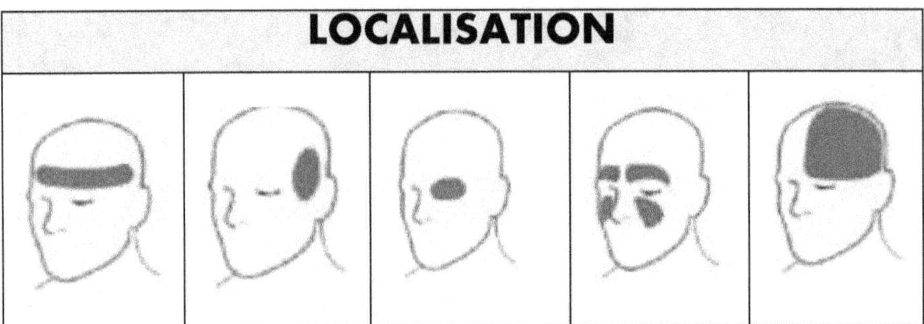

INTENSITE

1	2	3	4	5	6	7	8	9	10

CAUSES

Café	Insomnie	Odeur	Lecture
Alcool	Stress	Maladie	Allergie
Médicament	Lumière	Voyage	Bruit
Nourriture	Ecran PC/TV	Météo	Autre

MOYENS DE SOULAGEMENT

MEDICAMENT	
DORMIR	
FROID	
AUTRE	

DATE

Début	Fin	Durée

LOCALISATION

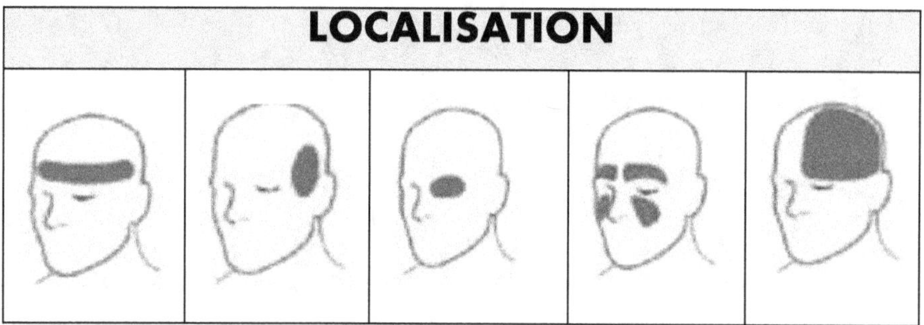

INTENSITE

1	2	3	4	5	6	7	8	9	10

CAUSES

Café	Insomnie	Odeur	Lecture
Alcool	Stress	Maladie	Allergie
Médicament	Lumière	Voyage	Bruit
Nourriture	Ecran PC/TV	Météo	Autre

MOYENS DE SOULAGEMENT

MEDICAMENT	
DORMIR	
FROID	
AUTRE